Selbst-Schutz Abgrenzung

Margarethe Schweiger

Selbst-Schutz Abgrenzung

Bleibe bei dir und in deiner Mitte

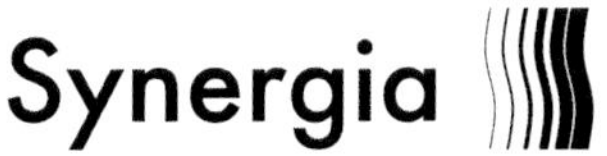

Nachdruck 2024
1. Auflage 2019
Veröffentlicht im Synergia Verlag, Alle, JU/ CH
eine Marke der Sentovision GmbH/ S.A.R.L.
www.synergia-verlag.ch

Umschlaggestaltung, Gestaltung und Satz: FontFront.com, Roßdorf
Bilder Umschlag: Global Love Mandala - We are one © styleuneed / Fotolia
Glittering background © Kseniia Veledynska / Fotolia

Printed in EU
ISBN-13: 978-3-906873-76-3

Bibliografische Information der Deutschen Bibliothek
Die Deutsche Bibliothek verzeichnet diese Publikation in der deutschen Nationalbibliographie; detaillierte bibliografische Daten sind im Internet unter http://dnb.de abrufbar.

Inhaltsverzeichnis

Widmung

Tief in meinem Herzen glaube ich fest daran, dass wir Menschen vollkommen in Frieden und Harmonie leben können. Wir alle unsere wundervollen inneren Fähigkeiten offenbaren um uns gegenseitig liebevoll in allen Bedürfnissen zu unterstützen.

Wir haben die Kraft und Macht alles Unvollkommene, das wir jemals erschaffen haben, loszulassen und uns für die Liebe und das Gute in uns zu entscheiden.

Und ich bin voller Hoffnung und Zuversicht, dass wir alle eines Tages bereit sind, unser Herz für die Liebe zu öffnen, um die ganze Wahrheit in uns zu erfahren.

Es ist mir eine große Freude, mein Wissen und meine praktischen Erfahrungen allen zur Verfügung zu stellen, die auf der Suche nach der inneren Wahrheit sind.

In tiefer Liebe und Dankbarkeit möchte ich mich bei meinem geliebten Sohn Daniel, meinen lieben Eltern – die besten Lehrer, meinen lieben Geschwistern, meinen lieben Freunden Elisabeth, Michaela, Gabriele und Fritz, meinen lieben Klienten und meinen wundervollen Lehrern für ihr großes Vertrauen bedanken.

Ein besonders großes Dankeschön in tiefster Liebe sende ich an meine geliebte Gott-Gegenwart ICH BIN und meine geistigen Lehrer. Ihre Bereitschaft, mich ständig zu unterstützen und durch mich zu vermitteln, um all jenen zu dienen, die bereit sind, diese Weisheit anzunehmen.

Margarethe Schweiger (Fabro-Ekhlas)

Zur persönlichen Geschichte der Autorin

Die ersten 18 Jahre meines Lebens verbrachte ich in einer Kleinstadt in der Steiermark. Dort erlernte ich den Beruf der Bürokauffrau. Bereits zur damaligen Zeit war die Arbeitslosigkeit in dieser Region sehr hoch. Somit beschloss ich, mich anderweitig umzusehen. Immer schon wollte ich mehr von der Welt sehen. Auf diesem Weg durfte ich einen jungen Mann aus Deutschland kennenlernen, der mir die Türen in dieses Land öffnete. Ich lebte und arbeitete dort 32 Jahre.

1992 erblickte mein Sohn Daniel das Licht der Welt. Er ist das größte Geschenk für mich. Ich bin so dankbar, dass ich ihn hier auf der Erde begleiten darf.

2006: Vor über zehn Jahren – ich war damals Mitte vierzig – machte ich die erste Erfahrung mit Energiearbeit in einem Reikikurs. Die einzige Vorkenntnis, die ich zu diesem Kurs mitbrachte, war meine Hellfühligkeit. Doch ich erfuhr, dass viel größere Fähigkeiten in mir schlummerten. Bei der abschließenden Einweihung durfte ich eine wundervolle Erfahrung machen: Als ich auf dem Stuhl zur Einweihung saß, schaute ich voller Aufregung auf eine vier Meter lange weiße leere Wand, die vor mir lag. Ich sah wunderschöne Engelwesen in verschiedenen Größen und Farben, die mich liebevoll anlächelten. Sie leuchteten und waren leicht durchsichtig. So etwas hatte ich noch nie zuvor gesehen und doch kam eine tiefe innere Überzeugung in mir hoch, dass ich das alles kannte. Aber woher?

Nach der Einweihung ging es wieder in den Übungsraum zurück. Alle erzählten, wie es ihnen ergangen war. Plötzlich sah ich einen großen Engel, sich leicht bückend, zur Türe hereinkommen. Mit blondem langen Haar und blauen Augen, in einem blauen prachtvollen Gewand und einem umgehängten Schwert. Er blieb stehen, sah sich um und lächelte immerzu. Im nächsten Augenblick löste er sich vollkommen auf.
Einerseits war ich so entzückt und begeistert, andererseits löste es auch eine unbewusste Angst in mir aus, denn niemand von den anderen

Anwesenden bemerkte ihn. Ich konnte nicht umhin und erzählte zwei Wochen später meiner Reikilehrerin von diesem Vorfall. Sie antwortete schmunzelnd: „Oh ja, Erzengel Michael ist oft zu Gast in meinem Hause." So erfuhr ich den Namen von diesem wundervollen Erzengel.

Dieses Erlebnis war mein Einstieg in die spirituelle Welt.

Nach dieser Einweihung war ich hellsichtig, hellhörig und wusste instinktiv, dass ich hier auf der Erde eine Aufgabe habe. Ich fühlte, dass geistige Arbeit meine Berufung ist. Ich machte die gesamte Ausbildung, einschließlich des Reikimeisters und weitere Fortbildungen, wie z. B. Allergiearbeit, geistiges Heilen nach Daskalos, Wirbelsäulenbegradigung ohne Berührung, clearing-befreien von Fremdenergien und die Meridianlehre. Es machte mir große Freude, Menschen zu helfen und sie bei der Auflösung ihrer karmischen Probleme zu unterstützen.

Bereits in der Anfangsphase erkannte wohl eine höhere Macht mein unermessliches Potenzial und führte Menschen mit schwierigsten Problemen zu mir. Beginnende Unsicherheiten löste ich auf, indem ich Gott und seine Helfer um Unterstützung und Führung bat. Mit Gottes Hilfe war und ist es mir möglich, den Menschen zu zeigen, wie sie sich selbst helfen und ein erfülltes Leben leben können.

Die geistige Arbeit ist wundervoll. Doch erfordert sie ein hohes Maß an Achtsamkeit gegenüber sich selbst und dem Menschen, der Hilfe benötigt. Was viele der Praktizierenden dabei vergessen oder nicht beachten, ist, sich selbst zu schützen und abzugrenzen.

Auch für mich selbst war es oft eine Herausforderung.

Nach ungefähr zwei Jahren spiritueller Arbeit machte ich mich auf die Suche nach der Wahrheit: Was ist Gott? Was ist Licht? Was ist Liebe? Wer bin ich? Das erste Buch, das ich dazu fand, war: „Wie man den Aufstieg in diesem Leben erreicht" von Dr. Joshua David Stone.

Nächtelang studierte ich verschiedene Bücher über die Weisheit Gottes, um die Wahrheit zu finden. So durfte ich erkennen, dass der Aufstieg in Wirklichkeit ein Abstieg der Gott-Gegenwart in den Körper ist. Das der Mensch durch die negativen Gedanken und Gefühle seine Gott-Gegenwart nach außen gedrängt hat und jetzt sein Ego und sein Unterbewusstsein anbetet. Wenn er dies umkehrt und wieder beginnt, seine Gott-Gegenwart zu lobpreisen, dann hätte er wieder den Himmel auf Erden.

Als ich glaubte die ganze Wahrheit entdeckt zu haben, bat ich Gott um Hilfe, diesen Weg der Weisheit gehen zu dürfen. Ich fühlte einen tiefen inneren Ruf in mir und wusste, ich will diese Lehren studieren.

14 Tage später klopfte es unerwartet an meine Eingangstür. Als ich durch die Scheibe schaute, hörte ich eine innere Stimme in mir: „Ein Engel ist da, er hat eine Botschaft für dich!" Es war ein junger blonder Mann, der Hilfe für seine Tochter bei mir suchte. Ein Gefühl tiefer Vertrautheit war zwischen uns. Im Gespräch erwähnte er ein besonderes Buch, welches er mir am nächsten Tag voller Freude vorbeibrachte. Die Lehre des ICH BIN begann.

Das Buch hatte den Titel „REDEN über ICH BIN" von Godfrè Ray King. Die Weisheit dieses Buches lehrte mich die Gott-Gegenwart in mir zu verstehen und anzuerkennen.

Meine aktive Arbeit mit meiner Gott-Gegenwart begann, um mich endlich von allen karmischen Schöpfungen zu befreien. Mein Ego und mein Unterbewusstsein hielten verkrampft an alten Überzeugungen und Glaubenssätzen fest und ließen sich nur langsam auflösen. Im Außen sah ich meine Spiegel, die mir überhaupt nicht gefielen und einige Familienmitglieder waren von meiner Arbeit wenig begeistert. Mein damaliger Ehemann Rudi und mein Sohn Daniel waren einerseits geschockt über alles, was ich durch meine Hellsichtigkeit sah und erzählte, andererseits waren sie auch begeistert von den Erfolgen, die die Menschen nach Einzelsitzungen hatten.

Die Schwierigkeiten, die sich mir in den Weg stellten, hatte ich alle selbst erschaffen. Ich ließ mich von niemandem verunsichern und hielt fleißig an meiner geistigen Arbeit zur Selbstverwirklichung fest. Ich war und bin immer noch davon überzeugt, dass dies meine Aufgabe in dieser Inkarnation ist.

Nach ein paar Monaten stellten sich die ersten Erfolge ein und der Widerstand meines Egos wurde merklich kleiner. Es lohnte sich, dranzubleiben. Mit einer von mir entwickelten Atemtechnik löste ich immer mehr karmische Erinnerungen, die sich mir zeigten, auf. Zusätzlich wendete ich die violette Flamme und die weiße Aufstiegsflamme zur Neutralisierung von Mustern in den geistigen Feldern meines Körpers an. Heute habe ich das Bewusstsein, dass sie mir alle in meinem Umfeld einen großen Dienst erwiesen haben. Sie spiegelten mir meine eigenen Zweifel, Ängste und Glaubenssätze wider.

2009: Mein 21-tägiger Lichtnahrungsprozess nach Jasmuheen

Eines Tages erfuhr ich von einer jungen Dame, dass sie einen Lichtnahrungsprozess machen wolle. Sie fragte mich, ob ich Interesse hätte mit ihr gemeinsam diesen Prozess zu erleben. Ich hatte noch nie etwas davon gehört, doch meine Neugierde ließ mich sogleich das Buch „Lichtnahrung“ von Jasmuheen besorgen und studieren. 4 Wochen später sagte ich ihr zu und ich bereitete mich 1 Jahr lang fleischlos auf diesen wundervollen Prozess vor.

Der Lichtnahrungsprozess dauerte insgesamt 21 Tage. Sieben Tage nichts essen und trinken. Am siebten Tag abends der erste Fruchtsaft mit Wasser gemischt und danach darf man jeden Tag Fruchtsäfte trinken. Sechs Monate ernährte ich mich nur von Säften, Tees und Wasser. Mein Körpergewicht von 56 kg sank während des Prozesses auf 48 kg herab und pendelte sich von selbst innerhalb von einem Monat auf 52 kg ein.

Die Erfahrung, dass wir von Licht ernährt werden, war für mich grandios. Es bestätigte mir tief in meinem Innern, dass der Mensch nach dem Gleichnis und Bildnis Gottes erschaffen und immer begleitet und beschützt ist. Im siebten Monat begann ich wieder langsam zu essen. Bei meiner geistigen Arbeit hatte ich immer kalte Hände, das war mir und den Klienten unangenehm. Außerdem war noch immer ein starkes Verlangen etwas zu kauen vorhanden und so begann ich langsam wieder feste Nahrung zu mir zu nehmen. Heute ernähre ich mich nahezu vegan.

2010: Gründung der Schule des Heilseins

Solange ich denken kann, erinnere ich mich an meinen folgenden innigen Wunsch: dass alle Menschen gesund sind und in Liebe und Harmonie zusammenleben können. Ich fasste den Entschluss und war mir ganz sicher, dass mich meine geliebte Gott-Gegenwart sicherlich unterrichten kann und wir dann alle Menschen, die zu mir kommen, heilen können. Ich vereinbarte in der Meditation einen bestimmten Zeitpunkt und ab diesem Datum setzte ich mich drei Wochen lang bei mir zu Hause in meine Praxis, die als Schulungszimmer dienen sollte.

Ich erinnere mich noch genau an diesen ersten Tag. Ich saß in Meditation, wartete und hoffte. Es war einzigartig, ich staune heute noch über meinen tiefen Glauben und mein Vertrauen. Nach kurzer Zeit erschienen vor mir wunderschöne, lichtvolle und durchsichtige aufgestiegene Meister-Wesen. Sie saßen völlig entspannt in einer Reihe, sahen aus wie wir Menschen und lächelten mich an. Sie fragten mich nach meinem Wunsch. Ich bat sie voller Liebe und Hingabe um Erklärung, wie Krankheit und Heilung entstehen kann.

Der gesamte Unterricht wurde mir in durchsichtigen Bildern offenbart. Als Erstes folgte die Erklärung von Ursache und Wirkung. Sie zeigten mir, dass unsere Körper voller Milliarden kleiner Lichtpünktchen sind, die sich ununterbrochen bewegen. Was mit ihnen geschieht, wenn Menschen negativ denken, sprechen und handeln. Dass unsere Körper diese Information behalten, bis sie von uns Selbst oder mit Hilfe von anderen bewusst aufgelöst wird.

Danach folgte ein bildliches Beispiel. Vor meinem Körper sah ich, wie unschöne Emotionen aus einem nackten Körper, der Kopf war unsichtbar, ausgesendet wurden und in größerer Masse zu ihm zurückkamen. Diese Masse suchte das emotional dazu passende Organ oder eine Stelle des Körpers auf und nistete sich dort ein. Sie war lebendig und bewegte sich. Sie war dunkler als die übrigen beweglichen Lichtpartikel im Körper. Auch zeigten sie mir, wie es aussieht, wenn ein Mensch über einem anderen Menschen schlecht redet und wie diese Energien alle beteiligten beschmutzt und bis zur Auflösung dort bleibt.

Die Auflösung dieser Verdichtungen von Licht wurde mir so erklärt: *Wenn der Mensch jede negative Emotion die er wahrnimmt beobachtet ohne einzugreifen, kann er sich wieder davon befreien. Der Schlüssel zur Auflösung von Verdichtungen ist nur zu Atmen und keinerlei Aufmerksamkeit auf Symptome zu richten. Also jedes Symptom frei von jeder Anerkennung zu halten.*
Wenn ein Schmerz auftritt und er ihn bestätigt, also anerkennt, dass er da ist und ihn ablehnt, wird die Verdichtung größer und größer. Dadurch wird die Emotion gefüttert und sie lebt und ernährt sich weiter von den negativen Emotionen der Ablehnung.

Der Unterricht mit den geliebten aufgestiegenen Meistern, ich glaube, es waren vier an der Zahl, dauerte nicht lange. Es war für mich das beeindruckendste Erlebnis in meiner gesamten geistigen Arbeit mit aufgestiegenen Meistern.

Die restliche Zeit verbrachte ich voller Freude mit dieser neuen Atem-Technik, um mich nach und nach von meinen eigenen Unvollkommenheiten zu befreien. Nach diesen drei Wochen fühlte ich mich wie ein neuer Mensch.

Durch diese wundervolle Erfahrung und Heilungsmöglichkeit entstand der Name *SCHULE DES HEILSEINS*, die ich 2010 gründete. Hier gebe ich meine von Gott gegebenen Fähigkeiten und Erfahrungen in Einzelsitzungen für Kinder und Erwachsene sowie in Workshops liebevoll weiter.

Durch meinen Forschungsgeist und das freudige Ausprobieren am eigenen Körper entwickelte ich mit voller Hingabe Heilungs-Meditationen und Workshops, die Menschen bei Schmerzen oder bei der Neutralisierung von Karma helfen können. So entstanden 2010 ebenfalls zwei Heilungs-Meditations-CDs. „Die Wirbelsäulen-Selbst-Aufrichtung" und „Die Reinigung des Zentralkanals durch deinen Seelenstern".

Im Jahre 2015 und 2016, also ungefähr zehn Jahre nach meiner wundervollen Arbeit mit Menschen, bekam ich eine große Prüfung. Damals wusste ich nicht mehr, wie mir geschieht. Angst und Zweifel kamen in mir hoch. Alles stellte ich infrage, sogar meinen tiefen Glauben. Es war keine leichte Zeit für mich. Irgendetwas verunsicherte mich. Ich bemerkte, dass sich bereits neutralisierte Muster wieder zeigten, zwar viel schwächer, aber es waren wieder welche da, die bereits aufgelöst waren! Was war geschehen?

Diese Tatsachen zeigten mir intuitiv, dass es noch mehr geben muss, um diese Themen mitsamt den Wurzeln endgültig zu erlösen. Hilfe suchend wandte ich mich wieder an Gott, meine geliebte ICH BIN Gegenwart. Nach kurzer Zeit kam wieder ein junger Mann in mein Leben, der mir mitteilte, dass es eine Meditation von Buddha gibt, aus der weltweit die meisten erleuchteten Menschen hervorgingen. Man nennt sie „Vipassana" und es ist eine 10-tägige Schweigemeditation. Das Zentrum ist in Triebel, in Deutschland.

Ich erkannte diesen Wink und meldete mich zu Vipassana an. Hier erlebte ich einen sehr interessanten Aha-Moment, denn die bewusste Beobachtung der Atmung war dieselbe, die mir durch aufgestiegene Meister gezeigt wurde. Mit einem einzigen Unterschied, hier wurde sie täglich für drei volle Tage praktiziert. Am vierten Tag folgte eine andere Art der Selbstbeobachtung, die sogenannte Vipassana-Technik, die praktiziert wurde bis die 10 Tage zu Ende waren. Durch die konsequente Anwendung dieser Technik von ungefähr 10 Stunden täglich mit kurzen Pausen, konnte ich durch meine Hellsichtigkeit zusehen, wie sich noch vorhandene Verdichtungen und Wesenheiten, die unsichtbar in meinem Körper wohnten, auflösten.

Sie flogen wie dunkle Wolken aus meinem Körper heraus, manche bauten sich drohend vor mir auf, und weil sie keine Aufmerksamkeit bekamen, zerplatzten sie. So etwas hatte ich noch nie gesehen, ich war begeistert! Diese 10-tägige Schweigemeditation war die schönste Erfahrung in meinem bisherigen Leben. Sie befreite mich in dieser kurzen Zeit von vielen Altlasten und brachte mich in einen wundervollen lang ersehnten, tiefen inneren Frieden!

Als der Gotama Buddha mit dieser Atemtechnik erleuchtet wurde, unterrichtete er diese noch 45 Jahre lang. Hier eine kurze Beschreibung: *Vipassana wurde in Indien vor über 2500 Jahren von Gotama wiederentdeckt und von ihm als ein universelles Heilmittel gegen universelle Krankheiten, als eine Kunst zu leben, gelehrt. Keiner bestimmten Religion zugehörig, strebt diese Technik die vollständige Beseitigung geistiger Unreinheiten und letztendlich das Glück vollkommener Befreiung an. Vipassana ist ein Weg der Selbstveränderung durch Selbstbeobachtung.* *

Um meine eigene Selbstverwirklichung zu beschleunigen, praktizierte ich von nun an täglich die Vipassana-Meditation und der tiefe innere Frieden wurde immer größer. Es tat mir so gut.

Sechs Monate später durfte ich nochmals eine einzigartige Erfahrung machen. Ein Freund bat mich, mir ein Bild von der Kriya-Yoga-Technik zu machen. Mit dieser Technik gelang es, weltweit vielen Schülern ebenfalls Erleuchtung zu erlangen.

Im November 2016 nahm ich in Tattendorf bei Wien an einer Kriya-Yoga-Einweihung teil. Es wird behauptet, das Kriya-Yoga das einzige Yoga ist, welches zur absoluten Selbstverwirklichung führt. Ich möchte diese Technik kurz erklären: Sie besteht aus ein paar Körperübungen und konzentrierter tiefer Atmung. Diese Art der Meditation hat mich sehr überrascht, weil die Wirkung viel stärker zu spüren war.

*Mit freundlicher Genehmigung wurde die Veröffentlichung dieser Zeilen vom Dhamma Dvara Zentrum in Triebel-BRD erlaubt

Beide Techniken lösen die Unreinheiten, das sind karmische Erfahrungen, aus dem Körper und der Wirbelsäule heraus und zeigen sich in den nächsten Tagen als Spiegel im Außen, doch ohne Wirkung. Man kann sich das als Aha-Erlebnis vorstellen. Wenn ich es beobachte und keine Resonanz darin sende, bleibe ich davon für immer befreit.

Durch die Anwendung beider Meditationen bemerkte ich nach nur drei Monaten eine starke positive Veränderung in mir. So konnte ich beobachten, dass karmische Themen in meinem Körper und der Wirbelsäule neutralisiert wurden. Zu meinem tiefen inneren Frieden stellten sich jetzt auch äußere Gelassenheit und Ruhe ein. Seit November 2016 praktiziere ich regelmäßig voller Freude Vipassana und Kriya-Yoga und bin dankbar über die rasante Entwicklung und Heilung meines feststofflichen und geistigen Körpers.

Meine selbstentwickelte Technik Selbst-Schutz Abgrenzung hilft mir im Alltag in meiner inneren Kraft zu bleiben. Dadurch bin ich von fremden negativen Energien verschont. Verweile ich im Hier und Jetzt kann die göttliche Präsenz durch mich wirken und alles im Außen für mich regeln. Ruhe und Gelassenheit kann sich einstellen.

Diese liebevolle Technik hat mich animiert das Buch „Selbst-Schutz Abgrenzung“ zu schreiben, um allen Menschen ein Leben in Frieden und Harmonie zu ermöglichen.

Einleitung

Jeder Mensch, der sich auf der Erde inkarniert, hat eine bestimmte Aufgabe und Fähigkeiten mitgebracht, um anderen Menschen zu dienen. Meine Aufgabe und meine bescheidenen Fähigkeiten in dieser Inkarnation sind, theoretische Informationen zusammenzufassen und sie durch praktische Übungen verständlich zu machen.

Seit einigen Jahren kamen immer wieder Menschen zu mir in die Praxis und baten mich um Hilfe. Sie erzählten mir, dass sie abends vollkommen energielos und erschöpft von der Arbeit nach Hause kommen. Keine Unternehmungslust mehr haben und sich nach dem Essen am liebsten aufs Sofa legen um dann vor dem Fernseher einzuschlafen. Diese Beschwerden würden sich kurz nach der Mittagspause einstellen.

Nachdem wir den Energiehaushalt ausgeglichen haben und sich nur teilweise positive Veränderungen zeigten, war mir bewusst, dass die Ursache auf der geistigen Ebene zu suchen ist.

Ich entwickelte für diese Menschen einen speziellen Workshop, indem sie eine Technik erlernen konnten, um sich positiv abzugrenzen. Dies ermöglichte ihnen im Hier und Jetzt zu bleiben und länger in ihrer Energie und goldenen Mitte zu verweilen. Und siehe da, als sie diese Technik anwendeten, waren sie tagsüber voller Energie und auch abends nach der Arbeit noch unternehmungslustig. Sie waren vollkommen begeistert, wie sich ihr Alltag in Leichtigkeit und Freude verwandelte.

Durch die bewusste Anwendung, wird der Mensch in eine unsichtbare Schutzhülle eingehüllt und alle negativen Energien, die auf ihn ausgesendet werden, müssen vor dieser Schutzhülle umkehren. Dadurch bleibt er vollkommen beschützt. Die aufsteigenden negativen Gedanken und Gefühle kann er beobachten und somit loslassen. Sie haben keine Macht mehr über ihn. Auch die immer wiederkehrenden negativen Gedankenmuster können sich dadurch auflösen.

Alle, die diese positive Abgrenzung regelmäßig anwenden, erfahren immer öfter himmlische Wunder. Sie berichten von vielen positiven Veränderungen in Ihrem Leben, sei es privat oder beruflich.

Dieses Buch habe ich für dich geschrieben! Gib dir eine Chance und beschütze dich!

Möge dir diese bewusste Atem-Technik ein großes Geschenk in allen Lebenslagen sein und dein gesamtes Leben nachhaltig mit Gelassenheit und Leichtigkeit beschenken.

Das Gesetz der Resonanz

Um die nachfolgenden praktischen Übungen besser verstehen zu können, wollen wir uns vorher das Gesetz der Resonanz ansehen.

Das Wort Resonanz wird vom lateinischen resonare abgeleitet und bedeutet so viel wie zurückklingen. Ich selbst verwende gerne den Ausdruck zurückschwingen.

Die Macht der Gedanken und Gefühle

Alles was wir denken und fühlen wird von uns ausgesendet und kommt immer zu uns zurück. Durch unseren freien Willen sind wir ununterbrochen Schöpferinnen und Schöpfer. Wir erschaffen unsere eigene Wirklichkeit immer selbst durch die freie Wahl unserer Gedanken und Gefühle.

Negative Gedanken und Gefühle gehen in das Massenbewusstsein* hinein, dass die gesamte Erde wie eine dicke Wolke umhüllt und sie nehmen alle ähnlichen negativen Emotionen mit und kommen dann zum Absender zurück.

Positive Gedanken und Gefühle gehen in die göttliche Matrix oder in das Quantenfeld hinein, welches das gesamte Universum erfüllt. Dort nehmen sie alle ähnlichen positiven Gefühle mit und kommen dann zum Absender zurück.

Gleiches zieht immer Gleiches an

Negative Gedanken, Gefühle und Taten ziehen nur negative Energien an. Positive Gedanken, Gefühle und Taten ziehen positive Energien an. Menschen, die die Gesetze der Anziehung missachten, haben meistens ein schweres Leben. Es ist voller negativer Überraschungen, angefüllt mit Ängsten und Sorgen, nur weil sie das Gesetz der Anziehung nicht kennen. Doch sie können das jederzeit ändern und es erfolgreich anwenden!

Die Macht der Aufmerksamkeit

Alles, worauf wir unsere Aufmerksamkeit richten, ziehen wir aktiv in unser Leben. Es wird innerhalb von 90 Sekunden in unseren Körper eingespeichert. Bis 17 Sekunden haben wir Zeit es abzulehnen, danach wird es im Bewusstsein als unser Erlebnis eingespeichert. Hierbei ist es egal, ob wir es beim Fernsehen oder beim Fußballspiel emotional erlebt haben.

Aus welcher Quelle ich diese Information mit den Sekunden habe, ist mir nicht mehr bekannt. Was ich dazu sagen kann, ist, dass es wirklich genau so funktioniert. Ich habe es getestet und bin davon einwandfrei überzeugt. Wenn es uns bewusst wird, dass wir negativ denken und fühlen, können wir es sogleich wieder zurückholen und es unschädlich machen.

Neutralisieren von negativen Gedanken

Mit dem nachfolgenden Satz kannst du Negatives auflösen: *„Ich rufe sofort alle negativen Gedanken und Gefühle zu mir zurück, die ich ausgesendet habe. Lieber Gott bitte verzeihe mir den Missbrauch deiner Liebesenergie!"**

Aus dem Buch: Reden über ICH BIN von Godfrè Ray King, Quelle: AMTF Buchvertrieb
Deutschland, www.aufgestiegenemeister.de

* Das Massenbewusstsein umhüllt die gesamte Erde. Erzengel und Engel haben einen geistigen Schutz darüber gelegt und halten diesen aufrecht, dass sich dieses negative Feld nicht weiter ausbreiten kann. Es muss aber vorhanden bleiben, weil jeder göttliche Mensch durch den freien Willen die Wahl hat, ob

er Positiv oder Negativ denken und fühlen möchte. Sobald sich alle Menschen auf diesem Planeten für die Positivität entscheiden, wird es sich auflösen, weil es keine Nahrung mehr bekommt. Es ernährt sich von Angst, denn daraus entstehen alle unschönen Gedanken und Gefühle. Aus welcher Quelle dies stammt, kann ich nicht mehr sagen.

Ohne Geist keine Materie

Alles in unserem Universum ist geistig, also mental. Unsere Gedanken und Gefühle sind ebenfalls geistig. Unsere materielle Welt erschaffen wir alle durch die bloße geistige Vorstellung. So wie sie jetzt ist, haben wir sie alle gemeinsam erschaffen. Wir können dies jederzeit positiv verändern. Wichtig ist, dass wir zuerst bei uns Selbst beginnen.

Karma ist das Prinzip von Ursache und Wirkung

Unsere Gedanken, Gefühle und Taten erschaffen eine Ursache, die eine Wirkung auf unser gesamtes Leben hat.

Alle negativen Handlungen und Erfahrungen, die uns im Außen begegnen, haben wir bereits gestern, oder vor ein paar Tagen, Wochen oder Monaten erschaffen. Es ist auch möglich, dass wir aus anderen Leben Wirkungen mitgebracht haben, die noch inständig auf Auflösung durch Vergebung warten.

Sie werden in unser geistiges Energiefeld und in die Wirbelsäule, dem Zentralkanal der durch die Wirbelsäule fließt, geistig eingespeichert. Sie kommen immer dann zum Vorschein, wenn wir bereit für die Auflösung und Vergebung sind.

Das wird allein durch unser göttliches Bewusstsein, unsere Gott-Gegenwart geregelt. Wir können das daran erkennen, dass diese Erlebnisse immer dann kommen, wenn wir denken, sie sind schon längst aufgelöst.

Meine Empfehlung: *die Film-Dokumentation „Das Gesetz der Resonanz“ von Pierre Franckh.*

Das Spiegelgesetz

Alle Menschen und Situationen, die uns im Außen begegnen, sind immer unser eigener Spiegel. Sobald wir auf Menschen oder Situationen treffen, die in unserem Innern eine Resonanz erzeugen, das heißt eine Reaktion im Körper auslösen, wird uns gezeigt, wie wir zu uns selbst sind.

Es wirkt nach dem Prinzip von Entsprechungen und Analogien. Wie innen, so außen. Wie oben, so unten.

Das Universum

Es hält durch das Gesetz der Anziehung alles für uns bereit. Fülle, Reichtum, Wohlstand, Gesundheit und mehr in jeglicher Form. Alle Menschen, die in Dankbarkeit, Liebe und Harmonie denken und fühlen, werden immer reichlich mit einem Ausgleich beschenkt. Alle Menschen, die in Reichtum und großem Wohlstand leben, wenden das Gesetz der Anziehung an und achten die Gesetze der Resonanz. Und genau das steht auch dir zu!

Das Einzige, was wir dafür tun dürfen ist, dieses Gesetz zu verstehen und es täglich anzuwenden. Dann werden auch wir in großem Wohlstand und Reichtum leben.

Beispiel:

So funktioniert das Gesetz der Anziehung
Zwei Freunde treffen sich und unterhalten sich über Geld.

Das Gesetz der Resonanz sagt immer: „JA."

Die Freundin macht regelmäßig Dankbarkeitsübungen, um Geld anzuziehen. Und es kommt immer mehr Geld in ihr Leben. Sie hält sich zurück. Wissend, dass sie sonst Geld abbestellt.

Das Gesetz der Resonanz antwortet auf Ihre Dankbarkeitsübungen immer mit: „JA."

Der Freund jammert, was er sich alles nicht leisten kann und beschwert sich
über diesen Mangel.

Das Gesetz der Resonanz antwortet auf seine Beschwerden und jammern immer mit: „JA."

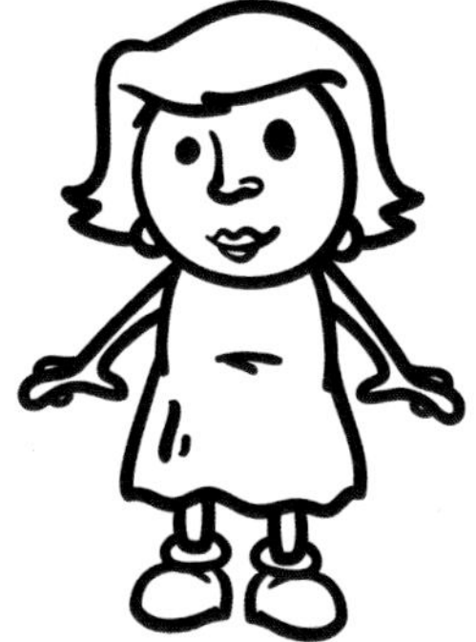

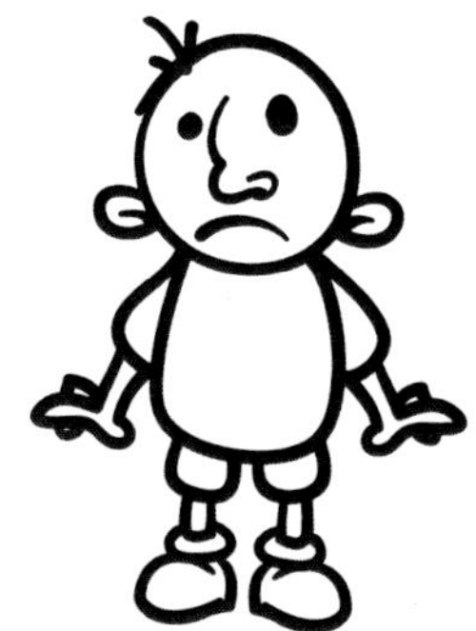

Nun was glaubt ihr, wen von den beiden wird das Gesetz der Anziehung belohnen?

Die Freundin oder den Freund? Natürlich beide!
Die Freundin mit Geld und den Freund mit Mangel!
Das Resonanzgesetz macht keinen Unterschied, es antwortet immer mit „JA."

Liebe Dich und FÜHLE es!

Das Geheimnis aller Heilungen

Wir alle wünschen uns nichts sehnlicher, als geliebt zu werden. Eine liebevolle Partnerin oder Partner an unserer Seite, jemand der für uns da ist, Zeit hat, zum Kuscheln, zum Schmusen und vielen anderen schönen Dingen. Leider können das nur wenig Menschen von sich behaupten, dass sie in einer glücklichen Partnerschaft leben.

Zuerst müssen wir einmal verstehen, dass wir nur glücklich sein können, wenn wir uns Selbst lieben. Wenn wir uns so sehr lieben und achten, dass wir uns voller Freude selbst heiraten könnten, dann ist sicher alles gut vorbereitet für eine liebevolle Zweisamkeit.

Erst wenn wir lernen, uns Selbst in Liebe und Achtsamkeit anzunehmen, können wir in einer Partnerschaft glücklich sein. Dann hat auch ein Partner Platz in unserem Leben und wir können unseren Traumpartner oder Traumpartnerin im Universum bestellen. Bestellen wir weise und mit Bedacht, dann wird uns das Gesetz der Anziehung keine unangenehmen Überraschungen bringen.

Liebe ist Licht

Wenn wir in einen blauen wolkenlosen Himmel sehen und vollkommen entspannt sind, können wir kleine, weißgolden leuchtende Pünktchen hin und her flitzen sehen. Das sind Lichtelektronen, sie sind reine Liebe, Intelligenz und Weisheit, sie können alles heilen. Wir können die Hand ausstrecken und sie bitten, darauf Platz zu nehmen. Wenn wir es ehrlich meinen, werden sie sich uns nähern, sie sind so liebevoll und süß. Wir können sie nur sehen, weil sie noch ihre Aufgabe suchen. Diese Weisheit, dass sie noch ihre Aufgabe suchen, fand ich in den Weisheitslehren des ICH BIN, in einem der 21 Bände.

Unsere gesamten Körper sind aus diesem Licht aufgebaut

Der feststoffliche Körper, der Äther-, der Gedanken-, der Gefühlskörper bestehen aus diesem Licht. Leider haben wir fast alle die Fähigkeit verloren, die geistigen Körper zu sehen.

Stellt euch vor, diese himmlischen Lichtelektronen leben in und außerhalb von uns und sie tragen alle Gotteigenschaften in sich. Das heißt: Liebe, Intelligenz, Weisheit und Heilkraft, Dankbarkeit, Freude, Leichtigkeit und mehr. Wir können alles heilen, wenn wir wissen, dass diese kleinen Lichtpünktchen uns verstehen! Sie hören uns, und wenn wir sie lieben oder bewusst ansprechen, reagieren sie sogleich auf uns. Es kann sein, dass wir einen leichten Druck wahrnehmen oder ein kribbeln oder uns auf einmal so gut fühlen, weil sie uns antworten.

Alles Licht ist reine Liebe Gottes

Jeder Funke Gottes besteht aus Licht und Liebe. Alle Lichtelektronen oder auch Lichtphotonen genannt, stammen von Gott. Vielleicht können wir dadurch besser verstehen, dass wir alle Lichtkinder von Gott sind und in der Liebe und Harmonie die gleichen Fähigkeiten wie Gott haben.

Eingesperrte Lichtelektronen verursachen Schmerzen

Mit negativen Gedanken und Gefühlen verzerren wir sie und sperren sie in die negative Energie ein. Wenn sie nicht befreit werden, kann irgendwann ein Symptom, eine Krankheit entstehen. Es kann noch Jahre dauern, bis es sich meldet. Nur dann wissen wir oft nicht mehr, was wir damals Negatives gedacht und gefühlt haben. Diese verdichteten Stellen sehen hellsichtige Menschen als dunklere Flecken im Energiefeld eines Menschen.

Beispiele:

Halsschmerzen

Das Licht ist eingesperrt, dadurch kann ein Schmerz entstehen. Negative Gedanken und Gefühle können sein: Ohnmacht, Schmerz und Wut. Statt ausgesprochen, wird es hinuntergeschluckt.

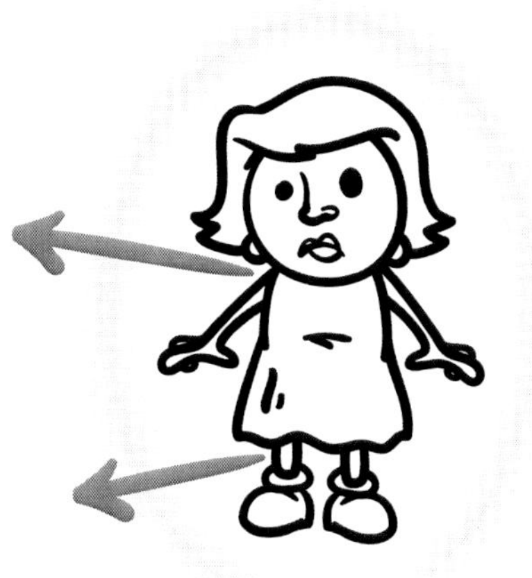

Knieschmerzen

Negative Gedanken und Gefühle können sein: Sich nicht beugen wollen, falscher Stolz, Widerstand, Starre.

Anziehung von Liebe und Licht

Beim bewussten Atmen ziehen wir ganz viele von diesen Lichtelektronen an. Die Wissenschaft nennt sie auch Biophotonen. Da unser Körper ein Licht-Photonen-Körper ist, atmen wir immer Licht ein und aus, weil das unser Körper braucht. Unser Auto tanken wir mit Benzin oder Diesel, damit es fährt. Unseren Körper tanken wir mit Licht und Liebe auf, allein durch die bewusste Atmung. In der Meditation fließt immer verstärkt Licht und Liebe in den Körper.

Heilung kann nur entstehen, wenn wir bewusst atmen lernen. Dadurch können sich alle verdichteten Stellen wieder auflösen. Wichtig ist dabei, dass wir während der Atmung nicht auf die Symptome eingehen, wenn sich welche melden. Rebelliert der Verstand und das Unterbewusstsein, wenden wir folgenden Satz als Hilfe an und denken: *„Schauen wir mal, wie lange es andauert!“* Danach konzentrieren wir uns sogleich wieder auf die Atmung der Nasenlöcher. Diesen Satz habe ich zum ersten Mal in einer Vipassana-Meditation gehört. Er stammt angeblich von Meister Gotama, dem Buddha. Erst durch die bewusste Atmung können wir lernen und verstehen, welche Vollkommenheit in uns schlummert. Gehen wir dann noch ins Gefühl und fühlen uns wirklich gut, wird sich der Himmel für uns öffnen.

Der Schlüssel zur Selbstverwirklichung lautet:

„Fühle deinen Atem und beobachte deinen Verstand und hab' dich lieb!" Das hört sich jetzt vielleicht kompliziert an, doch es ist wirklich ganz einfach.

Lasst es uns gleich ausprobieren.

Meditation:

Heile dein Herz und erlaube, dass es lieben darf

- Setze dich aufrecht hin, ohne dich anzulehnen. Brust raus, Kinn leicht auf die Brust senken und atme voller Liebe mindestens für 10 Minuten tief ein und aus.
- Danach richte die gesamte Aufmerksamkeit auf dein Herz, tue dies frei von bildlicher Vorstellung.
- Bitte dein Herz beim Einatmen um Vergebung, für alle Härte und Verletzungen und alles was du ihm angetan hast, danach warte ab und beobachte, was geschieht.
- Nach kurzer Zeit sag' zu deinem Herzen: „Mein geliebtes Herz, von nun an erlaube ich dir voller Freude zu lieben!"
- Beobachte was passiert, bleibe gelassen.
- Es kann sein, dass ein vibrieren oder ein starkes Prickeln durch deinen Körper fließt. Bleibe dabei gelassen und freue dich.
- Wiederhole diesen Satz immer wieder liebevoll beim Einatmen.
- Mache eine Gedankenpause beim Ausatmen. Nach einiger Zeit veränderst du den Satz in: *„Ich hab mich so lieb!"*
- Beobachte dein Herz und deinen Körper, was geschieht.
- Alle Emotionen wie Druck, Schmerz, Tränen, lasse sie zu, bitte beachte sie nicht, stattdessen sagst du: *„Schauen wir mal, wie lange es andauert."*
- Atme alle unguten Emotionen aus, solange bis sich ein wundervolles Liebesgefühl einstellt.
- Dehne dieses wunderschöne Glücksgefühl aus und fühle es.

Mache diese Übung solange, bis du dich wundervoll fühlst. Eingehüllt voller Liebe im Innern und Außen. Bitte gehe sehr liebevoll mit dir um.

Wichtig

Es kann sein, dass der Körper an verschiedenen Stellen Schmerzen zeigt. Bitte schenke ihnen keine Beachtung, sondern bleibe gelassen. Er kann sich in dieser Meditation von vielen altem Ballast befreien. Sei dankbar! Die Schmerzen werden sich sogleich auflösen, wenn du die Aufmerksamkeit weiter auf deine Atmung richtest.

Tipp:

Mit dieser einfachen Selbst-Liebe-Technik können wir alles heilen, auch einzelne Organe, Knochen, Muskeln und Symptome wie Schmerzen, usw. Wenn wir mit der oben aufgeführten Meditation einzelne Organe oder Schmerzen auflösen wollen, fühlen wir in das Organ oder den Schmerz hinein, aber immer ohne bildliche Vorstellung. Bei Schmerzen ist das etwas schwieriger, doch wenn wir gelassen bleiben, wird uns die Auflösung sicher gelingen.

Rasche Hilfe bei momentan auftretenden Schmerzen

Wenn auf einmal Schmerzen oder ungute Symptome in unseren Körper auftreten, wir sie nicht beachten, uns ablenken und gelassen bleiben und stattdessen sagen: „Schauen wir mal, wie lange es andauert!" Seid ganz sicher, sie werden sich nach 90 Sekunden auflösen. Diese Erkenntnis stammt aus Selbsterfahrungen.

Stärkung von Selbstliebe

Wenn wir täglich für mindestens 30 Minuten bis zu einer Stunde tiefes und entspanntes Atmen üben, können wir unsere innere Liebe verstärken. Wir beobachten dabei ruhig alle Gedanken, die aufkommen, und lassen sie weiterziehen. Anschließend machen wir die nachfolgende Atemübung.

Übung:

Beim Ein-Atmen durch die Nase denken wir: *„Ich hab mich lieb"*, und beim Aus-Atmen durch die Nase machen wir eine Gedankenpause." Bereits nach wenigen Tagen werden wir einen ersten Erfolg in der Selbstliebe fühlen.

Und morgens, gleich, wenn wir aufstehen und abends, wenn wir zu Bett gehen atmen wir tief ein und aus und unsere Frage lautet: „Hab ich mich lieb?“ Antwort: *„Ja, ich hab mich so lieb und fühle es.“*

Das Gefühl der Liebe wird anfangs noch etwas klein sein, doch es wird ständig größer werden. Diese Übung wird uns so gut tun, dass wir es ununterbrochen anwenden möchten. Erinnern wir uns auch tagsüber immer wieder an die bewusste tiefe Nasenatmung und wenden sie, wann immer es uns möglich ist, zum Beispiel bei der Hausarbeit, bei der Arbeit, beim Autofahren, Radfahren usw. an. Ab und zu denken wir auch liebevoll an den Satz der Selbstliebe und fühlen das wundervolle Liebesgefühl in uns. Nichts, aber auch gar nichts wird uns unrund machen, denn jetzt sind wir im vollkommenen Schutz Gottes. Glaube mir, jeder Tag wird euch wie ein Geschenk vorkommen.

Wenn wir nur unseren Atem und unseren Körper beobachten, können sich dadurch viele alte Verletzungen von selbst auflösen, weil wir ihnen keinerlei Aufmerksamkeit mehr schenken. Außerdem ist es möglich, dadurch vollkommene Selbstverwirklichung zu erlangen.

Auflösung von Schmerzen

Es gibt zwei einfache Techniken, die wir zu Hause mit Leichtigkeit anwenden können. Die eine ist eine Lichtmeditation und die andere eine Meditation die negative Energie herauszieht. Sehr gute Erfolge erzielen wir, wenn wir vorher ein inniges Gebet an Gott sprechen und ihn um Mithilfe bitten. Er hat uns erschaffen, er weiß genau, was wir zur Heilung brauchen.

Lichtmeditation:

Setze oder lege dich hin und atme mindestens 10 Minuten tief ein und aus. Sobald die unruhigen Gedanken ruhig geworden sind, gehe in die Stelle hinein, die Hilfe benötigt, und frag Sie: *„Was hab ich dir angetan, was ist die negative Emotion, dass dich so leiden lässt?“*

Bitte geliebter Gott, zeig mir Bilder oder Situationen. Bleibe ruhig, habe Geduld und bleibe entspannt, du wirst sicher etwas sehen, wenn nicht dann etwas fühlen. Sollte sich nichts zeigen, frag noch mal nach und warte, bleibe entspannt. Siehst du die Situation oder Person, wo du es erschaffen hast, oder siehst du sie nicht? Es ist beides in Ordnung, Hauptsache ist, dass du sie fühlen kannst.

Jetzt sprich zu den negativen Emotionen: *„Oh weh, bitte verzeiht mir, bitte lasst mich euch fühlen, ich wollte euch niemals einsperren und euch etwas an tun, ich befreie euch jetzt, damit ihr zurück könnt ins Licht!"*

Erlaube, dass die unschönen Emotionen alle hochkommen, und atme sie dabei ruhig aus. Die gesamte Aufmerksamkeit bleibt dabei auf deine Atmung gerichtet.

Sobald die Emotionen nachgelassen haben, stellst du dir einen weißgolden Lichtball, so hell wie die Sonne, vor. Lasse den Lichtball in die Stelle hineinfließen und halte ihn bewusst dort fest. Wenn sich dunklere Flecken zeigen sollten, beachte sie nicht sondern überflute sie mit dem Licht. Liebe dieses Licht so stark du kannst mit der Gewissheit, dass es alle eingesperrten Lichtelektronen jetzt befreit. Mache dies solange, bis sich ein vollkommen neutrales Gefühl in deinem Körper oder der betroffenen Stelle einstellt.

Zum Abschluss sagst du voller Liebe: *„Jetzt ist es geheilt!"* Fühle große Freude in dir, lächle dabei liebevoll und halte diese Freude für mindestens zwei Minuten an, dann lasse los. Anschließend bedanke dich bei Gott für die Heilungsenergie. Es kann schon etwas länger dauern, bleibe dabei gelassen.

Mache unbedingt eine Kontrolle

Gehe nochmals in die Situation und fühle sie. Wenn alles neutral bleibt, ist es sehr gut, wenn nicht, wiederhole die Übung.

Solltest du Probleme haben dir das Licht vorzustellen, denke einfach an die Sonne oder schaue vor der Übung für zwei Minuten in die Flamme einer brennenden Kerze.

Meditation:

Herausziehen von negativer, eingesperrter Energie

- Setze oder lege dich hin und atme 10 Minuten tief ein und aus.
- Übergib die gesamte Meditation deiner Gott-Gegenwart und bitte um Heilung und Befreiung von den Verletzungen, die du dir angetan hast.
- Beginne den Schmerz herauszuziehen. Dazu hältst du deine rechte Hand ungefähr 5 bis 10 cm über der betroffenen Körperstelle, Handfläche nach unten.

Die Finger und der Daumen sind zusammen und ausgestreckt. Kreise langsam im Uhrzeigersinn, von links nach rechts. Fühle in deiner Handfläche, wie sie die eingesperrte Energie herauszieht.

- Hast du das Gefühl, deine Handfläche ist voll negativer Energie, führe die Hand spiralförmig nach oben und öffne sie. So kann sich die Energie befreien.

Es kann auch unangenehm werden und Schmerzen kurzfristig verstärken. Bei Schmerzen hilf dir mit diesem Satz: „Schauen wir mal, wie lange es andauert!“

- Bleibe in der Beobachtung und fühle in deiner Handfläche, wie sie die negative Energie aus der kranken Stelle herauszieht.
- Ich empfehle dir, diese Technik ungefähr 1 Stunde durchzuführen.
- Am Abschluss dieser Meditation bitte deine Hände gründlich waschen!

Vervollkommne mit Lichtenergie:

- Nach der Herauszieh-Methode bringe Lichtenergie in den befreiten Körperteil hinein.
- Schließe deine Augen und stelle dir vor, dass die betroffene Stelle innen und außen so hell wie die Sonne leuchtet. Liebe dieses Licht so stark du kannst. Halte es solange fest, bis du es nicht mehr aushältst, dann lasse los.
- Ruhe dich noch ca. 10 Minuten aus bevor du aufstehst.

Achtung Schmerzgedächtnis

Beim Aufstehen denke nicht an den Schmerz, sondern lenke dich ab und denke an etwas Schönes.

Wiederhole diese Übung bis zu drei oder vier Tage und du wirst sicher Erfolg haben. Ist es schon ein älteres Symptom, habe Geduld und wende beide Techniken an. Es könnte sein, dass es etwas länger dauert, bis der Heilungsprozess abgeschlossen ist.

Eine erfolgreiche Studie über Licht

Als ich noch in Deutschland mit verschiedensten Heilungstechniken arbeitete, machte ich eine Studie über Lichtheilung. Mir fiel auf, dass mit der unten aufgeführten Technik die Probanden besonders gute Heilungserfolge erzielten. Die Probanden stellten sich in ihrem Herzen eine Lichtsonne vor, in die sie ungefähr eine Stunde liebevoll hineinschauten und sagten: *„Ich hab' mich lieb und verzeihe mir alles!"*
Natürlich war das Licht einmal stärker und einmal schwächer zu sehen, oder auch einmal gar nicht. Wenn das Licht nicht mehr zu sehen war, versuchten die Probanden trotzdem sich immer wieder das Licht im Herzen vorzustellen und ihr Sprüchlein voller Liebe hinein zu sagen.
In den letzten zwei bis fünf Minuten mussten die Probanden auch noch dazu lächeln, denn dann muss das Gehirn Glückshormone ausschütten. Meine Aufgabe in diesem Part war, diesen Menschen bewusst eine Stunde im blendend weißen Licht zu halten und ihn als vollkommen gesund zu erkennen, durch das Licht, das er ist.
Diese einfache Technik heilte Schmerzen, Allergien, Hautausschläge, Verkalkungen und viele andere Krankheiten, allein durch die Tatsache, weil sie das Licht liebten und um Vergebung baten. Der Grund ist: Der feststoffliche Körper ist aus Licht aufgebaut, daher ist er Licht. Erinnern wir uns: „Gott ist Liebe und Licht!"
Für mich selbst war es eine wunderschöne Erfahrung, diese wundervollen Menschen liebevoll in ihren Heilungsprozessen zu begleiten und zusehen zu dürfen.

Ergebnisse der Studie

Circa 80 Prozent von den Probanden hatten große Heilerfolge und ähnliche Erlebnisse. Laut ihren Erzählungen sahen sie viele verschiedene Farben und wunderschöne Lichtspiegelungen. So auch aufgestiegene Meister, Erzengel, Engel und fühlten sich in dieser Situation voller Liebe und sehr geborgen. Eine Dame sah sogar den geliebten aufgestiegenen

Meister Jesus mit ausgebreiteten Armen während der gesamten Behandlung vor sich stehen. Manche vergaßen sogar ihren Körper während der gesamten Behandlung und hoben im wahrsten Sinne des Wortes ab. Sie dachten, sie schwebten über der Massageliege.

15 Prozent hatten wenig gesehen und auch wenig Heilungserfolge.
5 Prozent hatten nichts gesehen und keine Heilungserfolge.
Was können wir aus dieser Studie erkennen?
Licht heilt den geistigen und feststofflichen Körper!

Dankbarkeit

Der Schlüssel zu Gesundheit und Wohlstand

Vorerst möchte ich anmerken, dass alle Menschen, die von Kind an in Dankbarkeit leben und damit aufwachsen, große Vorteile gegenüber anderen Menschen haben. Meistens sind sie viel erfolgreicher und gelassener in ihrem Leben.

Wenn wir erst im Alter Dankbarkeit erlernen dürfen, kann es schon sein, dass wir uns eher sträuben, weil wir meinen, dass wir selbst alles erreicht haben. Das Ego wird uns sagen, dass das überflüssig ist. Des weiteren stellt sich die Frage, ob wir auch für etwas Negatives dankbar sein sollen? Das hat uns ja nicht gefallen und es hat uns vielleicht geschadet.

Wenn wir über unschöne Situationen, die uns ereilt haben, nachdenken und genauer hinsehen, dann können wir oft erkennen, dass wir selbst alles erschaffen haben. Es waren unsere eigenen Gedanken und Gefühle, die diese unschönen Situationen angezogen haben, die wir dann erfahren haben.

Eigene Erfahrung

Als ich vor einigen Jahren mit den Dankbarkeitsübungen begann, war ich sehr erstaunt, wie sehr sich der Verstand und das Unterbewusstsein anfangs gegen diese Übungen sträubten. So fing ich an für alles dankbar zu sein, was mir abends vor dem Einschlafen im Bett einfiel. Morgens, wenn ich aufwachte, war ich bereits in guter Laune, da ich abends schon positiv gestimmt einschlief. Das fühlte sich für mich gut an. Ich war fortan dankbar für alle positiven Dinge.

Eines Tages merkte ich, dass ich für die negativen Erfahrungen nicht dankbar war. Sie waren bestimmt notwendig für meine weitere geistige Entwicklung, egal wie schlimm sie waren. Ich wollte einen Versuch machen, wie sich das anfühlt, wenn ich Gott mein Leid klage.
Also setzte ich mich in Meditation und breitete mein Leid vor meiner Gott-Gegenwart theatralisch aus. Danach entschuldigte ich mich für meine Unwissenheit und, sagte leise aber bestimmt: „Danke für diese Erfahrung!“ Das anschließende Gefühl von Befreiung werde ich nie vergessen, es war grandios! Danach ging es mir so gut, dass ich beschloss, immer wenn ich negative Erfahrungen machen musste, mich ebenfalls zu bedanken.

Bewusste Dankbarkeitsübung

Tagsüber kombiniert mit Atmung und Gefühl.
Beim Ein-Atmen denke: Oh, mein geliebter Gott!
Beim Aus-Atmen denke: „Danke!“
Fühle die Dankbarkeit!

Das ist die schnellste und erfüllendste Dankbarkeitsübung, die ich kenne! Bei regelmäßiger und täglicher Anwendung wirst du aus dem Staunen nicht mehr herauskommen, wie schnell deine Gott-Gegenwart antwortet.

Am Abend vor dem Einschlafen, für mich die beste Zeit für Dankbarkeitsübungen. Wir können sie aber jederzeit anwenden, wann immer wir Freude damit haben.

Der Schlüsselsatz lautet:

Ich bin so froh und dankbar, weil...
Dieses Satzbeispiel wird auch im Film und dem Buch *„the secret – das Geheimnis“* dargestellt.

Vergebung

Heilung für uns und andere

In verschiedenen Weisheitslehren steht geschrieben, dass wir so lange an das Rad der Wiedergeburt gebunden sind, bis wir aufsteigen, wie es der geliebte Jesus Christus und andere verschiedene Meister uns vorgelebt haben.

Das bedeutet: Immer wenn wir auf der Erde inkarnieren, bekommen wir eine neue Chance, es diesmal zu schaffen und die Gott-Gegenwart in uns zu verinnerlichen.

Wenn wir nochmals auf der Erde inkarnieren, haben wir etwas falsch gemacht und wir treffen alle Menschen wieder, mit denen wir uneins waren oder immer noch sind. Gott sei Dank erkennen wir diese Menschen im jetzigen Leben nicht mehr, das ist vielleicht ganz gut so!

Meiner Meinung nach, und diese Informationen findet man auch in verschiedenen Lehren, haben wir alle unaufgelöste negative Erinnerungen aus anderen Leben in unserer Wirbelsäule und Ätherkörper gespeichert. Wenn wir bereit dazu sind, werden sie uns im Außen gezeigt und warten auf unsere Vergebung, um sie für immer zu erlösen. Leider wissen wir das nicht und verhalten uns meistens in negativen Situationen vollkommen falsch. Interessant ist auch zu beobachten, dass alle Menschen völlig unterschiedliche Situationen erfahren.

Aus eigener Erfahrung kann ich berichten, dass ich mir verschiedene Leben aus anderen Inkarnationen mit negativen Erlebnissen angesehen habe, um eine jetzige schwierige Lebenssituation zu verstehen. Ich konnte danach zwar die Situation verstehen, aber das, was ich zu sehen bekam, war keine leichte Kost. Auch wären die Vergebung und Heilung ohne mein geistiges Wissen nicht einfach gewesen. Mit reinem und ruhigem Gewissen möchte ich allen Menschen von einer Nachahmung abraten.

Darum ist es sehr weise, über niemandem schlecht zu denken oder zu sprechen, da wir die göttliche Weisheit dahinter nicht verstehen und deuten können. Durch das Gesetz der Gerechtigkeit wird jede Tat, ob positiv oder negativ, belohnt. Darunter fallen auch alle unsere Gedanken und Gefühle.

Eine Erfahrung aus meiner Praxis:

Eines Tages kam eine ältere Dame zu mir, die mit ihrem Ehemann seit Jahren große Probleme hatte. Sie erzählte mir ihr Leid. Ich sah für die gesamte Situation nur einen Ausweg und bat sie, mit mir ein Verzeihungsritual zu machen. Widerwillig stimmte sie zu. Wir begannen mit der Arbeit und mittendrin brach sie auf einmal ab und sagte voller Groll: *„Sie könne ihm nicht vergeben!*

Sie rannte hinaus auf den Flur und in Ihrem Zorn verriet Sie mir ein grausames Geheimnis: *„Sie habe ihrem Mann schon gewünscht, dass er von einem Auto überfahren werde!"*

Ich wollte Sie gerade über das Resonanzgesetz aufklären, doch Sie unterbrach mich mit einer Handbewegung und sprach weiter voller Trauer und Enttäuschung: *„Stellen sie sich vor, das Auto hatte sie überfahren und nicht ihren Mann! Und zu allem Überdruss war es auch noch ein Polizist!"*

Dann verließ Sie die Praxis voller Groll über ihren Mann. Schrecklich, nicht wahr? Wenn wir das Resonanzgesetz verstehen und regelmäßig anwenden, würden wir sogleich erkennen, dass ihr Wunsch vollkommen erfüllt wurde. Das Resonanzgesetz sagt zu all' unseren Wünschen immer:"JA!" Durch diesen Wunsch hat sie diese Situation in ihr Leben gezogen, weil das Gesetz keine Unterscheidung zwischen Personen machen kann. Sie hat ihn ausgesendet und der Wunsch wurde für sie erfüllt. Sie selbst hat aus Unwissenheit für sich diese schmerzhafte Erfahrung bestellt.

Aus dieser Situation können wir sehr viel lernen.

1. Wir wünschen allen Menschen immer nur das Beste, denn das kommt auch wieder zu uns zurück.
2. Haben wir das Bedürfnis einem anderen etwas Böses zu wünschen, dann nehmen wir voller Freude auch das Böse an, nicht wahr? Dann brauchen wir hinterher nicht jammern.

Das ist sicherlich keine schöne Erfahrung für diese Frau. Aber wir hören nur ihre Erzählung aus diesem Leben. Wir können nicht in die andere Inkarnation hineinsehen, was damals geschah, dass sie heute so eine unschöne Erfahrung mit ihrem Mann erleben darf. Daher ist es sehr wichtig, hier nicht ins Mitleid zu gehen und uns Selbst abzugrenzen! Es ist allein Ihre Schöpfung. Wir können jederzeit mitfühlen und dabei trotzdem in unserer Abgrenzung bleiben und sie segnen.
Wir dürfen uns alle darin üben, niemanden zu verurteilen, solange wir den wahren Hintergrund nicht kennen! Wenn uns auch täglich die Medien mit unschönen Informationen füttern, ist es immer ratsam zuerst einmal gelassen zu bleiben. Bevor wir es selbst nicht überprüft haben und den wahren Hintergrund verstehen, sollten wir lieber bei uns Selbst bleiben. Allzu oft lassen wir uns vorschnell zu einem Urteil hinreißen.

Befreiung durch liebevolle Vergebung

Wir alle haben ein Päckchen voller Erinnerungen in dieses Leben mitgebracht. Lasst uns dankbar sein, für alle unsere Erfahrungen und um Vergebung bitten. Es ist nicht immer einfach zu verzeihen, doch es kann so viel Leichtigkeit in uns auslösen. Außerdem haben Menschen denen wir nicht vergeben wollen, warum auch immer, Macht über uns, da wir öfters negativ an sie denken. In dieser Meditation kannst du genau erkennen, dass nur das Ego und das Unterbewusstsein nicht vergeben möchte, weil es sich gekränkt und verletzt fühlt. Doch das Göttliche in uns vergibt immer und löst Unvollkommenes auf. Probiere es aus, du wirst sicherlich sehr überrascht sein.

Übung:

Bitte einen Menschen um Vergebung, den Du nicht magst

- Setze dich aufrecht hin, ohne dich anzulehnen.
- Brust raus, Kinn leicht auf die Brust senken und schließe deine Augen.
- Atme einige Minuten tief ein und aus, bis du dich sehr entspannt fühlst. Danach gehe in deine natürliche Atmung zurück.
- Jetzt setze eine unangenehme erlebte Situation genau vor dich hin.
- Beobachte sie und atme normal, dein Körper wird sicher einige Symptome zeigen. Bleibe entspannt und beobachte sie nur.

- Mache die Übung ungefähr 2 Minuten. Danach gehe in eine tiefere Atmung über.
- Richte die gesamte Aufmerksamkeit auf deine Nasenlöcher, während du die Situation mit dem Menschen, der dir angeblich Unrecht getan hat, betrachtest. Während du tief atmest, kannst du keine negativen Emotionen gegenüber diesem Menschen fühlen.
- Danach sagst du zu ihm beim Einatmen: *„Ich bitte dich um Vergebung!“* Wiederhole diesen Satz 3 x hintereinander mit der Einatmung.
- Es ist wichtig, dass wir immer zuerst um Vergebung bitten, denn wir wissen nicht was wir ihm in einem anderen Leben angetan haben.
- Beobachte, was geschieht und atme tief weiter.
- Danach sagst du zu ihm: „Ich vergebe dir!“
- Beobachte, was geschieht.

Du wirst erstaunt feststellen, dass sich die Situation mit dem Menschen darin verändert und auflösen wird. Deine Gott-Gegenwart vergibt immer. Sobald du um Vergebung bittest, wird auch dir vergeben, das ist ein Gesetz in unserem Universum.

- Danach schicken wir ihn zurück an seinen Platz. Bitte 3 x sagen oder denken.
- Sonst bleibt die Situation bei uns im Raum hängen, das schadet uns und auch dem anderen.

Vergib und liebe Dich Selbst!

Wenn du beginnst, dich Selbst zu lieben und dir alles zu verzeihen, kommst du in eine wundervolle Energie. Denke daran, du bist eine Manifestation Gottes, auch wenn du das nicht verstehen kannst. Liebe dich, das ist ein Geschenk an dich!

Du bist einzigartig, du bist ein Gottes Geschenk.
Du bist es wert, glücklich zu sein.
Du bist es wert, in inneren und äußeren Reichtum zu leben!
Du bist es wert, vollkommen gesund zu sein!

Liebe Dich und vergib dir alles. Das ist der Schlüssel zum glücklich sein!

Was bedeutet positive Abgrenzung?

Sie ist eine innere Schutzhaltung, herbeigeführt durch eine bewusste Atmung. Eine heilende Zuflucht von außen nach innen!

Die Abgrenzung bedeutet: *„Vollkommen in der eigenen Kraft zu bleiben, egal was im Außen geschieht. Durch eine bewusste Atemtechnik bleiben wir Zuschauer des gesamten Geschehens im Außen."*

Sind wir im AUSSEN, sind wir aktiv

Täglich werden wir mit Hektik und Stress konfrontiert. In einer unbewussten Atmung sind wir allen Situationen schutzlos ausgeliefert. Ist unsere Aufmerksamkeit nach außen gerichtet, atmen wir meistens schneller als normal. Der gesamte Körper ist im Innern und Außen angespannt. So können wir Situationen oft nicht überschauen, weil wir unseren unruhigen Gedanken lauschen, oder der Stimme im Kopf, die so viel zu erzählen hat. Dadurch sind wir leichter reizbar. Wir reagieren eher ungelassen. Die wirkliche Botschaft geht uns dadurch eher verloren, die uns die Situation vermitteln möchte.

Frühere Situationen

Haben wir früher eine ungute Situation zugelassen, also erlaubt, folgt danach das stundenlange Geplapper im Kopf. Der Verstand und das Unterbewusstsein bringen dann immer die Verbesserungsvorschläge: „Das hättest du so oder so machen können, usw.!"Das kennen wir alle, nicht wahr? Jetzt können wir das liebevoll ändern.

Dem Geplapper Einhalt gebieten

Durch die Beobachtung unserer entspannten Atmung können wir endlich dem Geplapper im Kopf Einhalt gebieten. Das ist das größte Geschenk für uns alle. Sollte es nicht gleich klappen und der Verstand weiterhin plappern, dann können wir ihm folgende Fragen stellen, die ihn verunsichern wird: „Wer spricht da? Wer bin ich? Wer sagt mir, was ich zu denken oder zu tun habe? Danach warten wir geduldig eine Antwort ab und bleiben in der Beobachtung. Übertreiben möchte ich hier nicht, es wird sich schon noch melden, aber viel entspannter als vorher. Außerdem erschaffen wir dadurch weniger neues Karma.

Sind wir im Innern, sind wir in-aktiv.

Richten wir unsere Aufmerksamkeit auf die Atemtechnik Abgrenzung, atmen wir entspannt. Der Körper ist stressfrei, die Gedanken ruhig. Alle Situationen, die uns im Außen gezeigt werden, können wir entspannter ansehen. Wir reagieren gelassener und können Botschaften besser verstehen.

Eingehüllt in den Schutz Gottes

Sobald wir entspannt atmen, kann eine viel höhere Macht durch uns wirken. Wir können bessere Entscheidungen treffen und sind vollkommen beschützt. Atem ist Leben, Liebe und Licht. Gott atmet uns, und wenn wir uns darauf einlassen, sind wir mit ihm EINS und in Harmonie. Zieht Gott seinen Atem zurück, sterben wir. Wir haben keinerlei Beherrschung über unseren Atem für längere Zeit. Oder können wir für zwei Stunden unseren Atem anhalten? Nun ja, ein verwirklichter Yogi kann es wohl. Aber wir leider noch nicht.

Himmlische Aussichten

Sind wir in unserer entspannten Atmung, ziehen wir mehr Licht aus dem Quantenfeld an uns heran. Es durchfließt unseren Lichtkörper und bringt uns Heilung. Nur weil wir entspannter atmen, können wir heilen. Außerdem bekommen wir grandiose Ideen, die Zirbeldrüse und Hirnanhangdrüse kann wachsen und sich weiterentwickeln und uns in unserem Bewusstseins-Erweiterungs-Prozess freudig unterstützen. Telepathie und Hellsichtigkeit können sich offenbaren. Wahrlich himmlische Aussichten, nicht wahr?

Hilfe für bevorstehende Situationen

Mit der Atemtechnik können wir uns wirklich vieles erleichtern. Gespräche, vor denen wir ein ungutes Gefühl haben, zum Beispiel mit dem Arbeitgeber, unguten Kollegen, Bankgeschäfte. Sie können jetzt viel einfacher werden. Die Anderen werden uns durch unsere positive Energie helfen und uns weiterbringen. Wir brauchen oft nichts zu sagen, nur zu atmen und die anderen wert zu schätzen. Diese Energie wird uns Türen öffnen, die vorher verschlossen waren. Natürlich nur dann, wenn wir diese Übungen auch anwenden, aber davon gehe ich aus. Denn ich glaube: „Jeder von uns ist gerne glücklich und möchte ein ruhiges glückliches Leben führen."

Falsche Abgrenzung

Leider grenzen sich viele Menschen falsch ab. Sie bauen eine geistige Mauer um sich herum auf und gewöhnen sich ein denken an, wie zum Beispiel: *„Das lässt sie kalt, oder das prallt an ihnen ab!"* Diese Menschen können dadurch einen wohlgeformten runden Körper bekommen. Ihre Körpermasse möchte so ihren Schutz nach außen verdeutlichen. Sie nehmen leider besonders schwer ab, weil sie dadurch ihren Panzer einreißen müssten und das macht ihnen Angst.

Heilende Meditation

Für füllige Menschen, um den Schutzpanzer aufzulösen und zu befreien:

- Setze dich aufrecht hin, ohne dich anzulehnen, Kinn leicht auf die Brust senken und schließe die Augen.
- Atme für 10 Minuten tief ein und aus, bis sich die Gedanken beruhigen.
- Danach gehe in deine natürliche Atmung zurück und richte die Aufmerksamkeit auf deinen Körper.
- Beim Einatmen bitte deinen Körper um Vergebung, für den Schutzpanzer und die Körperfülle, die du aus Angst für ihn erschaffen hast.
- Warte ab und beobachte, danach sprich zu deinem Körper: *„Ich erlaube meinem Körper, dass jetzt alle negativen Emotionen hochkommen, die diese Körperfülle erschaffen haben und ich bin bereit sie zu fühlen und loszulassen."*
- Bleibe in der Beobachtung und atme sie ruhig und gelassen aus, solange bis sich ein neutrales Gefühl einstellt.
- Danach sprich folgenden Satz: *„Ich bin immer beschützt und werde von allen gesehen, auch wenn ich mein Wunschgewicht habe und sehr schlank bin!"*

- Danach beginne zu lächeln und sage beim Einatmen zu deinem Körper: *„Ich hab mich so lieb und vergebe mir alles!"*
- Wiederhole diesen Satz mindestens zwei Minuten immer beim Einatmen und lächle liebevoll dabei, solange bis sich ein wundervolles Glücksgefühl einstellt.
- Lasse dieses wundervolle Gefühl sich ausdehnen und beende die Übung erst dann, wenn du dich wundervoll fühlst.
- Danach lasse los und stelle dir bildlich vor, dass du dein Wunschgewicht erreicht hast. Fühle dieses Bild mit jeder Zelle deines Körpers.

Unterstütze dein Unterbewusstsein beim Abnehmen mit Bildern

Mache einige Vervielfältigungen von einem Bild, auf dem du noch dein Wunschgewicht hast, und hänge es überall dort auf, wo du es öfters am Tag ansehen und fühlen kannst.

Verändere deine Ernährung in vegetarische oder ayurvedische Kost und erinnere dich vor jeder Mahlzeit mit folgendem Satz:

Von jetzt an nehme ich mit jedem Bissen, den ich zu mir nehme, an Körpergewicht ab, bis ich mein Wunschgewicht von ... Beispiel 60 kg ... erreicht habe.

Fühle die Freude und das Glücksgefühl in dir!

Du kannst nicht zwei Herren dienen

Das ist ein sehr wichtiger Hinweis bei unserer Atemtechnik Abgrenzung. Wenn ich bewusst atme, diene ich ausschließlich mir Selbst, meinem Körper und meiner Gott-Gegenwart.

Mein Verständnis, das ich selbst aus den Weisheitslehren entnommen habe und für mich als richtig verstehe, ist: dass jeder Mensch aus einem göttlichen Funken entstanden und eine Manifestation Gottes ist. Es eine übergeordnete Gott-Gegenwart gibt und alle Menschen und alles

Erschaffene in diesem Universum, von dieser abstammen. Daher ist der Mensch allezeit göttlich, weil er nach dem Gleichnis und Bildnis Gottes erschaffen wurde. Und die Aufgabe eines jeden Menschen ist, seine innere Gott-Gegenwart zu offenbaren. Wenn wir die Gott-Gegenwart in uns annehmen, können wir in allen Wesen die Gott-Gegenwart erkennen. So ein schönes Geschenk, nicht wahr?

Das sagt auch die Überschrift aus. Wir haben eine positive und eine negative Energie zur Auswahl. Beiden können wir nicht dienen.

A ist die positive Kraft und Energie

Unser Selbst und unser Körper wollen unserer Inneren Kraft und unserer Gott-Gegenwart dienen. Sie ist allwissend, reine Intelligenz, bedingungslose Liebe und heilend. Das sind nur einige bescheidene Gotteigenschaften, die ich hier aufgezählt habe. Sie hat natürlich viel mehr.

B ist die negative Kraft und Energie

Oder wir wollen unserem EGO, dem Verstand und dem Unterbewusstsein dienen. Das Unterbewusstsein und der Verstand können nur Informationen aus vergangenen Erfahrungen wiedergeben. Das EGO wirkt nur ICH-bezogen. Sie alle tragen keinerlei Weisheit oder Wissen in sich.

Hier ein Auszug aus der Bibel, Josua 24:15,19,20:

„Gefällt es euch aber nicht, dass ihr dem Herrn dient, so erwählt euch heute, wem ihr dienen wollt: den Göttern, denen eure Väter gedient haben jenseits des Stroms, oder den Göttern der Amoriter, in deren Land ihr wohnt. Ich aber und mein Haus wollen dem Herrn dienen.“

Dieser Satz ist für uns von großer Bedeutung, hier meine eigene Auslegung:

„Ich aber und mein Haus wollen dem Herrn dienen.“ Das bedeutet:
„Mein Selbst und mein Körper wollen dem Herrn, der Gott-Gegenwart dienen.“

Unsere Atemtechnik Abgrenzung gibt uns hierbei große Unterstützung, denn sie hilft uns im Hier und Jetzt und in der Gegenwart Gottes zu bleiben. Dadurch sind und bleiben wir immer beschützt.

Abgrenzung durch bewusste Atmung

Das ist der größte Schutz für den Menschen. Wir bleiben im Hier und Jetzt

Unbewusstes Atmen

Die meisten Menschen atmen unbewusst. Ihr Atem ist unruhig und meistens im Zweisekundentakt. Es gibt sogar Menschen, die noch kürzer atmen. Selbst habe ich sie als sehr ängstlich erlebt. Ihre gesamte Aufmerksamkeit ist auf das Außen – also auf all das, was sich vor ihnen abspielt – gerichtet. Leider sind wir dann außerhalb unseres Körpers, unseres Hauses. Dadurch können unvollkommene Wesenheiten in unseren Körper, unser leeres Haus einsteigen und es kurzzeitig bewohnen.

Plötzlich auftretende Körpersymptome können dafür ein Zeichen sein, zum Beispiel Müdigkeit, Unwohlsein, Übelkeit, Kopf- oder Gliederschmerzen, Konzentrationsschwäche, unerklärliche Stimmungsschwankungen oder körperliche Probleme ohne ersichtlichen Grund.

Diese Symptome treten sehr gerne beim Einkaufen in größeren Einkaufszentren auf. Unbewusstes Atmen ermöglicht Fremdenergien, in den Körper einzusteigen oder ihn zu durchfließen. Der Grund: Wenn wir uns nur auf das Außen orientieren, ist der Körper, das Gefäß leer. Es haben genug andere Wesen darin Platz.

Da wir nie gelernt haben zu erkennen, wann unser Körper, unser Haus fremdbesetzt ist, gehen wir meistens davon aus, dass es ein normales Symptom vom Körper ist.

Shoppen: Der Körper ist vollkommen ungeschützt.

Das können wir daran erkennen, dass uns ein Einkauf in großen Einkaufszentren eher erschöpft und wir nach 1-2 Stunden meistens sehr müde sind. Unser inneres Bewusstsein hilft uns und lässt uns bewusst solche großen Zentren vermeiden.

Geist ist draußen

Die gesamte Aufmerksamkeit ist nur auf das Außen gerichtet. Die Schuhe, das Kleid usw. gefallen mir. Der Geist des Körpers ist draußen und das Gefäß des Körpers ist fast leer.

Dadurch kann unser natürlicher Lichtschutzmantel Löcher bekommen und es können hier Fremdwesen einsteigen

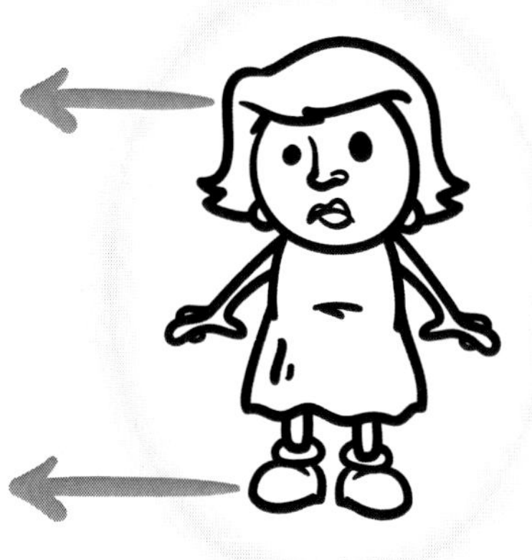

Bewusstes Atmen

Besteht aus einer tiefen und entspannten Atmung, ohne Pausen. Sie bringt unsere Gedanken und Gefühle in Ruhe und Gelassenheit und erfüllt unser Haus, unseren Körper mit Freude. Erschafft einen natürlichen Lichtschutzmantel um unseren gesamten Körper und kein unvollkommenes Wesen kann in uns einsteigen oder uns bewohnen. Jeder tiefe bewusste Atemzug, den wir liebevoll annehmen, beschenkt uns mit Heilung. Atem ist Leben! Wenn wir dies länger üben, können sich unbewusst viele karmische Handlungen auflösen, ohne dass wir es nochmals erleben müssen.

Wertung durch Unterbewusstsein und Verstand

Sollte sich jetzt unser Unterbewusstsein samt Verstand, melden und meinen: *„Oh, wie soll das denn gehen, dafür haben wir keine Zeit.“* oder: *„Aber bei der Arbeit geht das ja gar nicht!“* Und: *„Wie soll das funktionieren?“* Nun sollten sich diese negativen Gedanken bei uns einstellen, dann haben wir zwei Möglichkeiten:

A) Wir können sie sogleich zurücknehmen und um Vergebung bitten. Sie weiterhin neutral beobachten, dadurch werden sie schwächer, weil sie keine Energie bekommen.

B) Wir lassen uns von ihnen weiter beherrschen und erschaffen durch sie unsere neue Realität für morgen. Mit diesen negativen Gedanken haben wir uns von vornherein jede Chance, es auszuprobieren, verwehrt.

Letztendlich ist es vollkommen egal, für welche Variante wir uns entscheiden, den das Gesetz der Resonanz sagt immer „JA!“
Die Möglichkeit A wäre für uns alle ein angenehmer und großer Vorteil, um zu heilen!

Öffnen wir uns für Neues

Angst vor Veränderung, etwas Neues in unser Leben zu lassen, lässt uns solche Fragen stellen. Es gibt einen wundervollen Satz in der Bibel: „Werdet wie die Kinder und euer ist das Himmelreich!“ Lasst es uns versuchen, ohne viel nachzudenken und es einfach ausprobieren und bald werden wir wissen, was es mit uns macht.

Es gibt noch zwei wundervolle Sätze: „Klopfet an und es wird euch aufgetan“ oder „Bittet und es wird euch gegeben.“ Nun, dann bitten wir doch gleich unsere Gott-Gegenwart um Hilfe. Möge Sie uns reichlich mit der Konzentrationskraft beschenken und schon wird es klappen! Na, was sagt ihr dazu?

Bewusstes Atmen beschenkt dich mit einem Lichtschutzmantel, der dich vollkommen einhüllt und beschützt.

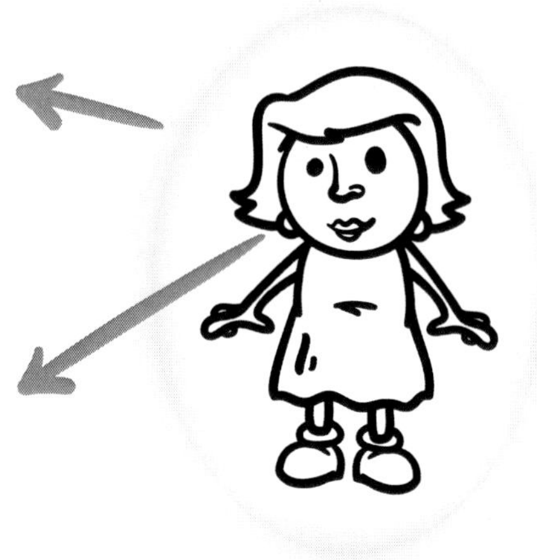

Außerdem bleibst du in deiner Mitte. Freude und Leichtigkeit begleiten dich. Wenn du möchtest, kannst du alle Situationen deiner Gott-Gegenwart übergeben und du bleibst nur Beobachter in diesem Spiel. Du wirst feststellen, dass du immer beschützt bist, das ist himmlisch.

Wenn du es einmal erfolgreich angewendet hast, wirst du es immer tun, weil es dir so gut tut.

Übung:

Entspannte und bewusste Atmung

- Setze dich aufrecht hin, ohne dich anzulehnen.
- Brust raus, Kinn leicht auf die Brust senken und schließe deine Augen.
- Richte deine gesamte Aufmerksamkeit auf deine Nasenlöcher oder auf dein drittes Auge.
- Beginne tiefer ein- und auszuatmen. Beobachte ausschließlich deinen Atem.
- Nach kurzer Zeit wirst du merken, dass der Körper ruhig wird.
- Die Bilder, die uns in Erinnerung kommen und die Emotionen, die hochkommen, beachten wir nicht.
- Sollten Schmerzen auftreten, verwende den Schlüsselsatz: *„Schauen wir mal, wie lange es andauert."* Dann können sie sich wieder auflösen.
- Mache diese Übung solange, bis du im Innern sehr ruhig geworden bist.

Diese Übung löst außerdem alle unvollkommenen Erlebnisse des Tages auf, die uns vielleicht noch im Kopf herumgeistern und wir können dadurch viel besser schlafen. Es empfiehlt sich, nach der Übung gleich ins Bett zu gehen.

Anfangs reichen uns 15 Minuten. Wenn wir möchten, machen wir die Übung solange wir können und steigern sie nach Bedarf. Wir werden sehr schnell merken, wie gut uns das tut. Denn schon die ersten tiefen Atemzüge werden unseren unruhigen Geist beruhigen. Wenn wir schon etwas geübter sind, können wir die bewusste Atmung auch bei verschiedenen kleineren Tätigkeiten im Haushalt anwenden. Am Anfang wird es sicher ungewohnt sein. Schon nach kurzer Zeit werden wir es mit Leichtigkeit und Freude machen, besonders weil es uns so gut tut. Übung macht den Meister!

Das Spiegelgesetz

Alles, was wir im Außen bei Anderen sehen und uns nicht gefällt, sind wir Selbst. Unsere innere Wahrnehmung spiegelt uns eine andere Person im Außen, damit wir lernen können, sie zu heilen. Nun ist es aber leider oft nicht so einfach für uns, anzuerkennen, dass wir tatsächlich dieselbe Resonanz wie andere Personen haben. Um dies besser verstehen zu können, gibt es hierzu eine einfache Lösung.

Wenn wir wieder einmal eine unschöne Situation erleben, dann fragen wir uns: *„Was verletzt oder ärgert uns in dieser Situation oder an diesem Menschen?"* Wir bekommen sicher eine Antwort und mit der Übung Karmalöschung auf Seite 38, können wir die Emotion anschließend sogleich auflösen.

Beispiel: Vorladung zum Gespräch beim Chef

Person A ist vorgeladen, ihr Wesenszug ist eher missmutig

1. **Person A** denkt und sendet aus: Oh weh, mein Chef ist heute wieder mies gelaunt. Sie spielt jetzt für den Chef eine gut gelaunte Angestellte

2. **Person B** Chef

Sein Wesenszug ist eher introvertiert. Er fühlt unbewusst die unschöne Sendung und sendet auch eine ungemütliche Reaktion zurück.

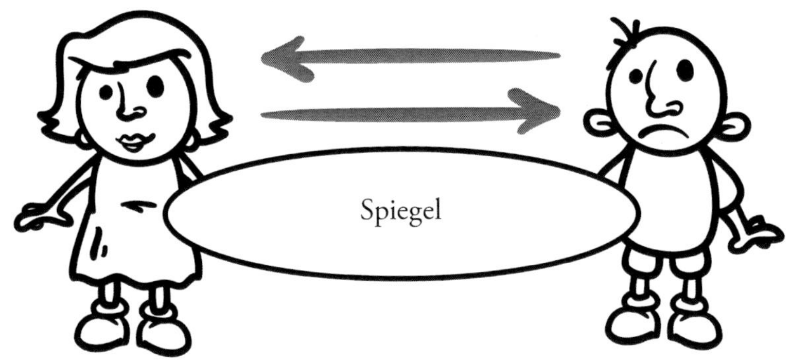

3. **Person A** wird ihren Kolleginnen erzählen, dass der Chef heute wieder schlecht gelaunt ist. Dadurch erschafft sie für sich selbst und ihren Chef Karma, das ist eine negative Handlung.

Person A sendet ihre eigene Wahrnehmung in die Person B Chef hinein. Das ist aber nicht die Wahrnehmung von ihrem Chef. Denn wenn sie ihn fragen würde, ob er den heute mies gelaunt wäre, würde er sie sicher fragen, wie sie den auf diese Idee käme. Die Angestellte interpretiert ihre Wahrnehmung als missmutig. Sie sieht lediglich ihren eigenen Spiegel, denn ihr Wesenszug ist eher missmutig. Sie spielte nur die gut gelaunte Angestellte für den Chef.

Was Person A macht nennt man mutmaßen! Leider können wir das alle gut. Wir sind von etwas überzeugt und mutmaßen uns an, dass der andere so über uns denkt. Obwohl wir überhaupt nicht wissen, was der andere denkt, bilden wir uns ein, das doch zu wissen.

Lösung:

Bevor wir nächstes Mal mutmaßen, dass jemand schlecht über uns denkt, fragen wir diesen Menschen, was er über uns denkt! Wir werden über seine Antwort staunen, ganz sicher!

Beispiel:

Eines Tages kam eine liebe Freundin zu mir und bat mich dringend um Mithilfe. Sie hatte in ihrer Firma ein Problem mit ihrem Chef und machte sich große Sorgen, ob man sie entlassen wollte. Sie meinte, dass ihr Chef sie nicht mag und so weiter. Ich hörte mir das in Ruhe an und sagte zu ihr:
„Was du tust, das ist, mutmaßen! Glaube mir, dein Chef hat gar nichts gegen dich! Er ist höchstens im Stress oder unter Zeitdruck und du glaubst, er mag dich nicht. Bitte gehe in sein Büro und frage ihn, was der Grund sei, dass er sich dir gegenüber so unangenehm verhält!"
Es dauerte eine Weile, aber sie schaffte es. Eines Tages klopfte sie tatsächlich an seine Tür und stellte ihm diese Frage. Und was glaubt ihr, war seine Antwort? Er lobte sie in höchsten Tönen, war von ihrer Arbeit vollkommen begeistert und er war wirklich geschockt, wie sie auf diese Idee käme.

Ich selbst habe das öfters ausprobiert, immer wenn ich dachte, dieser Mensch hat was gegen mich, dann fragte ich ihn einfach und seine Antwort war genau das Gegenteil. Es ist immer unsere Mutmaßung, die diese Missverständnisse verursacht.

Vermeidung von Missverständnissen

Darum bitte ich euch tut euch selbst einen Gefallen, das nächste Mal fragt die Person. Mit nachfolgendem Satz fordern wir den anderen höflich auf, zu antworten: „Was ist der Grund, dass Sie sich mir gegenüber so verhalten?" Ihr werdet vom Ergebnis begeistert sein!

Hier noch eine wirklich sehr interessante Übung mit einem Spiegel

1. Übung:
Setze dich bequem hin und nimm einen Spiegel in deine Hände. Schaue dich an und lache hinein und sag etwas Schönes zu dir und fühle es. Wie geht es dir dabei?

Liebst du dich, dann wirst du dich sehr gut fühlen.
Lehnst du dich ab, dann wird dir dein Spiegelbild antworten und dir ein ungutes Gefühl senden. Energie kann nicht lügen!

2. Übung:
Jetzt sagst du laut etwas Unschönes in den Spiegel, etwas was du sonst über dich denkst oder sogar zu dir sagst und fühle es. Beobachte, wie es dir dabei geht? Auch hier wird dir die Energie antworten!

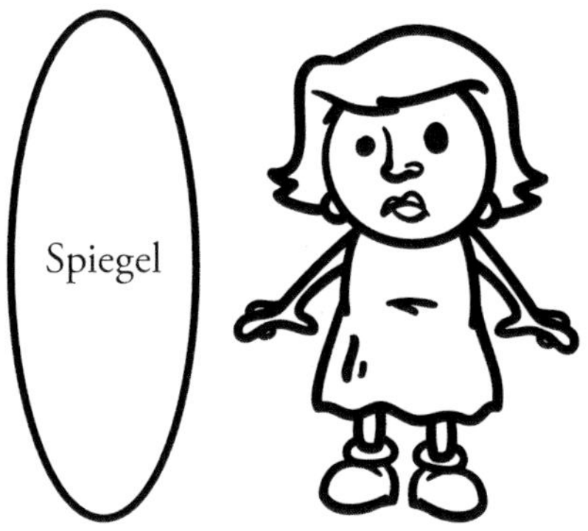

Der Spiegel verdeutlicht uns, dass jeder Mensch im Außen unser Spiegel ist. Jeder, mit dem wir zu tun haben, ist im Außen unser Spiegel, auch wenn es noch so unangenehm ist. Sie zeigen uns immer unsere eigene innere Wahrnehmung im Außen.

Das bedeutet:

„Alles was ich denke, denke ich immer über mich Selbst!"
„Alles was ich sage, sage ich immer zu mir Selbst!
„Alles, was ich fühle, fühle ich immer über mich Selbst!
„Alles, was ich tue, tue ich immer mir Selbst an!
„Alles, was ich gebe, gebe ich immer mir Selbst!

Grund:

„Das Gesetz der Anziehung bringt alles was ich, denke, sage, fühle und tue immer zu mir zurück!

Es gibt ein wunderschönes Sprichwort, welches das oben aufgeführte Beispiel verdeutlicht: *„So wie ich in den Wald hineinrufe, kommt es wieder zu mir zurück!"*

Lasse los von Urteil und Bewertung

Darum bitte lasst uns aufhören, über einen anderen Menschen zu urteilen. Dieses Urteil kommt sogleich zu uns zurück.

Selbsthilfe durch die Atemtechnik Abgrenzung

Bleiben wir in unserer Atemtechnik, sind wir so beschützt. Durch die entspannte Atmung lassen wir uns nicht so leicht vom Ego hinreisen, das Außen zu bewerten oder zu verurteilen. Dadurch erschaffen wir auch viel weniger neues Karma.

Energiefelder vermischen sich

Diese Wahrheit fasziniert mich am meisten vom Gesetz der Anziehung. Egal ob wir auf eine oder viele Personen treffen, die Energiefelder vermischen sich.

Beispiel:

Zwei Freundinnen treffen sich zum Informationsaustausch. Freundin A hat ein Problem mit ihrem Mann und Freundin B mit ihrem Vater. Da Freundin A gerade von ihrem Mann kommt, und mit ihm einen heftigen Streit hatte, trägt sie jetzt diese Informationen in Ihrem geistigen Energiefeld, weil sie noch auf Auflösung warten. Die Tränen, die sie hinuntergedrückt und nicht geweint hat, sind ebenfalls in ihrem Feld gespeichert und warten auch auf Auflösung.

Bei der Erzählung merkt Freundin B, dass sie für ihre Freundin A fast weinen könnte, und hält verzweifelt die Tränen zurück. Sollte die Freundin A doch zu weinen beginnen, würde die Freundin B ebenfalls in Tränen ausbrechen. In ihr ist auch der Samen der Trauer vorhanden, daher wird sie durch die Energie der Freundin ebenfalls zum Weinen verführt.

Schlüssel zur Selbsthilfe

Wenn wir in so einer Situation in unserer tiefen und entspannten Atmung Abgrenzung verweilen, bleiben wir bei uns. Es kann keine Vermischung und keine Abnahme der negativen Energie stattfinden. Nach dem Gespräch fühlen wir uns wohl und wir sind immer noch in unserer Kraft und Energie. Der Verstand hat danach sehr wenig bis fast nichts zu erzählen.

Hier hat noch keine Vermischung der Energiefelder stattgefunden.

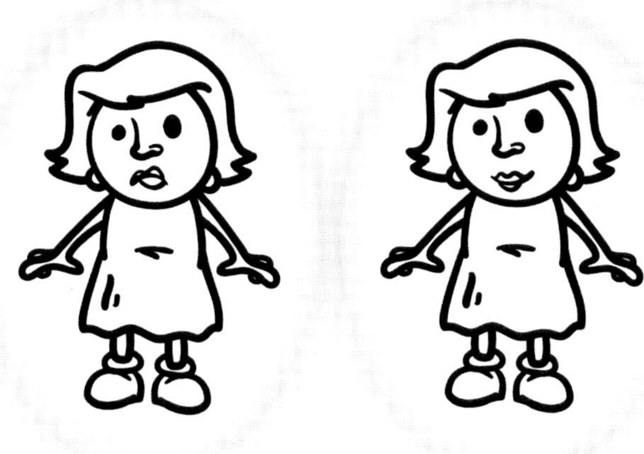

Hier haben sich die beiden Energiefelder bereits vermischt. Die vorherrschende Energie ist jetzt Trauer und Leid.

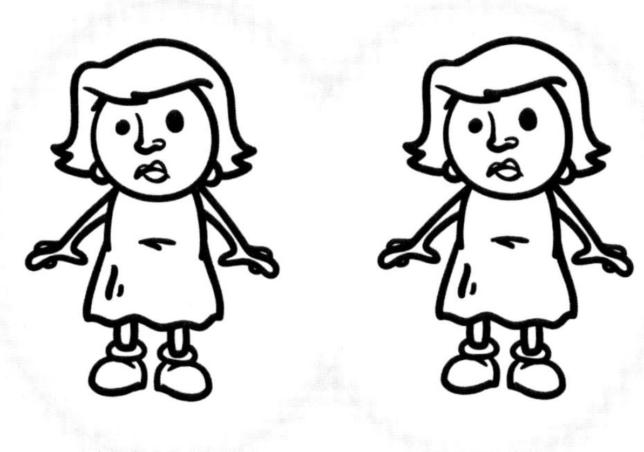

Ansteckung und freiwilliges Abnehmen von negativen Energien durch Berührung und ohne Abgrenzung

Das geschieht leider täglich, weil wir noch nie etwas davon gehört haben. Wohl aber haben wir es schon alle erfahren, nicht wahr? Denn meistens fühlen wir uns nach einem Problemaustausch mit Freunden eher müde und ausgelaugt. Der Grund ist: Freundin A hat die gesamte negative Energie durch die Erzählung vor uns ausgegossen. Wir sind ins Mitleid gegangen und haben Ratschläge erteilt, so sind wir in ihr Problem eingestiegen und haben fleißig diese negativen Energien abgenommen.

Wenn Freundin A anfängt, über ihr Problem zu weinen, gießt sie ihre negativen Energien nach außen. Sollte jetzt Freundin B sie umarmen, nimmt sie ihr freiwillig alle negativen Energien ab und sie darf sie dann selbst auflösen.

Wie können wir feststellen, ob wir die negativen Energien abgenommen haben?

Ganz einfach, wir werden uns nach einem Problemtreffen mit Freunden eher ungut fühlen und ihre Erzählungen werden uns noch ziemlich lange im Kopf herumgeistern. Sobald wir über ein erzähltes Erlebnis einer anderen Person nachdenken, haben wir es in unseren eigenen Körper und Energiefeld eingespeichert.

Wenn wir bewusst unserem Verstand nach so einem Treffen zuhören, werden wir erstaunt feststellen, dass er nach einiger Zeit in die Erzählform ICH BIN, übergeht. Das bedeutet, sobald der Verstand in die ICH BIN Erzählform überwechselt und ich darauf einsteige, sage ich es zu mir selbst. Das Gesetz der Resonanz wird auf meine Gedanken und Gefühle antworten und es mir schnellstens herbeibringen, denn es sagt immer „JA."

Beispiel:

Susi erzählte uns eine negative Geschichte über ihren Vater. Unser Verstand wird einige Zeit das nacherzählen, was uns in ihren Erzählungen getroffen hat. Nach einiger Zeit wird der Verstand statt Susi hat gesagt, in die ICH BIN Erzählform überwechseln. Das heißt dann Ich habe gesagt! Habt ihr das schon einmal beobachtet? Und so wird es in uns eingespeichert als unsere eigene Erfahrung, weil wir die Aufmerksamkeit darauf gerichtet haben.

Unwissenheit schützt vor Schaden nicht

So schaden wir uns immer Selbst und auch den anderen, wenn wir über sie negativ erzählen oder über sie negativ nachdenken. Es ist nicht unsere Aufgabe, über andere zu urteilen oder zu richten, das macht ganz allein das Gesetz der Anziehung.

Der aufgestiegene Meister St. Germain hat Folgendes gesagt: „An alles, woran wir uns immer noch erinnern können, ist nicht vergeben und wartet auf Vergebung. Aus dem Buch: *Reden über ICH BIN von Godfrè Ray King*

Fernsehfilme, Zeitungen und Bücher wirken ebenfalls ansteckend

Übrigens, wenn wir einen Fernsehfilm ansehen und bei einer Szene herzzerreißend mitweinen, dann wird dieses ebenfalls als unser eigenes Erlebnis abgespeichert. Es macht keinen Unterschied, ob wir Fernsehen, ein Buch lesen oder die Freunde uns ihre Probleme erzählen. Immer wenn wir einsteigen und die Aufmerksamkeit darauf richten, wird es als unser Erlebnis anerkannt und abgespeichert.

Treffen mit Freunden, die Probleme haben

Treffen wir uns mit einer Freundin, die Probleme hat und dringend Hilfe benötigt, gehen wir mit ihr in ein nettes Café. Während ihrer Erzählungen bleiben wir in unserer tiefen und entspannten Nasenatmung und so bleiben wir verschont vor negativer Energievermischung.

Hilfe für die Freundin oder den Freund

Während wir tief ein und ausatmen, weisen wir die Erzählung von uns ab und senden beim Einatmen unseren liebevollen Segen in den hilfebedürftigen Menschen hinein. Beim Einatmen denken wir im Wechsel: *Wir weisen diese Erzählungen von uns ab!* Sonst geht es in unser Feld hinein.

Ich sende dir Mitgefühl und Liebe und bitte Gott um Hilfe und Erkenntnis für dich. Wir weisen diese Erzählungen von uns ab! Sonst geht es in unser Feld hinein. *Ich sende dir Mitgefühl und Liebe und bitte Gott um Hilfe und Erkenntnis für dich.* Beim Ausatmen machen wir eine Gedankenpause.

Du kannst sicher sein, die Gott-Gegenwart wird sogleich zur Stelle sein und Hilfe und Segen für die Freundin herbeibringen.

Vermeide es, Probleme in deinem Heim auszutauschen

Wenn möglich sollten wir niemals Probleme mit Freunden zu Hause austauschen. Dabei ergießt sich die gesamte negative Energie in unsere Wohnräume und was noch viel schlimmer ist, sie bleiben darin hängen, bis wir sie ausräuchern. Es könnte sein, dass wir dadurch mit unserem Partner leichter streiten oder Missverständnisse sich eher häufen. Sollten wir uns doch zur Problemlösung zu Hause getroffen haben, dann wäre es sehr ratsam, die gesamte Wohnung zu räuchern, um sie von den negativen Energien zu befreien. Woran erkennen wir, dass die negativen Energien noch da sind? Meistens fühlen wir uns nach so einem Gespräch eher ungut. Wir öffnen unbewusst alle Fenster und Türen, weil wir glauben frische Luft müsse, jetzt unbedingt hereinkommen. Auch kann es sein, dass wir das Gefühl haben, jetzt unbedingt duschen zu müssen.

Empfehlung

Aus eigener Erfahrung kann ich jedem bestens empfehlen, nach so einem Gespräch unbedingt zu duschen, egal ob du dich im Kaffee oder zu Hause getroffen hast. Dadurch wäschst du die negative Energie auch vom Körper ab. Bitte wechsle auch die Kleidung. Du wirst dich danach wie ein neuer Mensch fühlen!

Räucherung:

Dazu nehmen wir am besten einen Räucherkelch, Quarzsand, Räucherkohle und Weihrauch oder weißen Salbei. Es gibt auch spezielle Räuchermischungen. Man lässt 20 Minuten bei geschlossenem Fenster einwirken, danach 20 Minuten lüften, das reicht aus, um wieder eine angenehme, reine Wohnung zu haben. Räucherstäbchen haben nur geringen Erfolg. Nähere Informationen finden wir in jedem esoterischen Shop.

Eigenes Erlebnis mit Energievermischung

Dieses Erlebnis war für mich mehr als beeindruckend.
Ich durfte eine nette Dame kennenlernen, zu der ich sofort einen sehr guten Draht hatte. Immer wenn wir uns trafen, fühlte ich große Lust in mir, für Sie zu singen. Von Ihren Erzählungen wusste ich, dass sie für ihr Leben gerne öffentlich singen würde, aber das Lampenfieber sie bisher zurückhielt.

Eines Tages beschlossen wir, einen Kurzausflug ans Meer zu machen. Die Fahrt dauerte ungefähr zwei Stunden. Nach einer Weile fragte ich sie, ob sie einverstanden wäre, mit mir gute Gospels anzuhören. Sie bejahte und nach kurzer Zeit begann ich, mitzusingen. Bei der Heimfahrt geschah genau dasselbe wieder. Ich hatte solche Lust zu singen und sang voller Freude mit.

Egal wo wir uns trafen, ich hatte immer das Bedürfnis, in ihrer Gegenwart zu singen. Als wir uns wieder verabschiedeten, war dieses Bedürfnis vorbei.

Erklärung

Da der Samen des Singens auch in mir gesät ist und ich sehr gerne singe, habe ich hier für sie den Gesang zum Ausdruck gebracht. Energien sind ansteckend, positiv wie auch negativ!

Erklärung Massenbewusstsein, das die Erde vollkommen umhüllt.

Die Quelle, Quantenfeld oder göttliche Matrix enthält nur positive Energien mit der Qualität von Liebe.

Ein Mensch, der positiv denkt oder in der bewussten Atmung ist oder sich bewusst ist, sendet seine Energie direkt in die Quelle. Diese sammelt alle ähnlichen Energien auf, die dazu passen und bringen diese zum Absender Mensch zurück. Die Quelle oder Gott kümmert sich liebevoll um diesen Menschen.

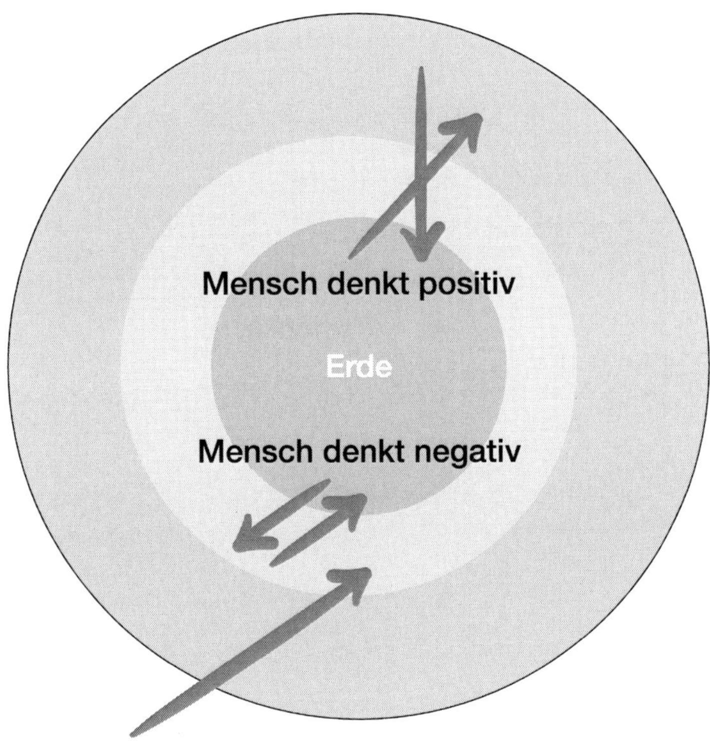

Massenbewusstsein

enthält nur negative Energien mit der Qualität von Angst

Ein Mensch, der negativ denkt, sendet seine Energie in das Massenbewusstsein. Diese sammelt alle ähnlichen Energien auf, die dazu passen und bringen diese zum Absender Mensch zurück.
Jeder Mensch bekommt immer das zurück, was er sendet. Sei es bewusst oder unbewusst. Er sendet immer dann, wenn er denkt und fühlt. Daher ist Vorsicht geboten, worauf er seine Aufmerksamkeit richtet. Das Gesetz der Gerechtigkeit sorgt dafür, dass jede Sendung zum Absender zurückkehrt, bestückt mit noch größeren Geschenken, denn es antwortet immer mit „JA!“.

Bei unbewusster Konzentration

- Wenn er sich über die negativen Nachrichten ärgert, sendet er diesen Ärger ins Massenbewusstsein hinein und zieht weiteren Ärger an.

Bei bewusster Konzentration

- Wenn er die negativen Nachrichten neutral beobachtet, sie anschließend mit Vollkommenheit segnet und sie in weißes Licht einhüllt und Gott um Heilung bittet, sendet er positive Gedanken in die Quelle und er bekommt positive Energien zurück. Es kann dort, wo es notwendig ist, ebenfalls Heilung geschehen.

Massenbewusstsein und seine Wirkung

Verständnis über das Massenbewusstsein

Wird eine negative Situation länger als 17 Sekunden mit unschönen Gedanken und Gefühlen gefüttert, wird die gesendete Energiewelle durch das Licht ins Massenbewusstsein gesendet. Diese bringt alle ähnlichen Energien, die sie dort aufgesammelt hat, zum Absender zurück, siehe Bild:

Massenbewusstseins-Feld
Es kann sich nur vergrößern, wenn es mit negativen Energien gefüttert wird.

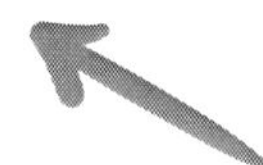

3. Erfüllung
Das Massenbewusstsein beschenkt den Samen Ärger mit allen ähnlichen Energien und bringt sie der Person A wieder zurück. Auch diesen, den die anderen Personen von der Situation dazugegeben haben. So erschafft die Person ihre Wirklichkeit von morgen. Das Gesetz der Anziehung sagt immer „JA!“.

2. Empfänger und Durchgang
Es wird der Samen Ärger in die Situation und die Personen gesät. Diese erschaffene Energie geht durch die Personen hindurch und zieht weiter in das Massebewusstsein hinein.

Situation mit mehreren Personen

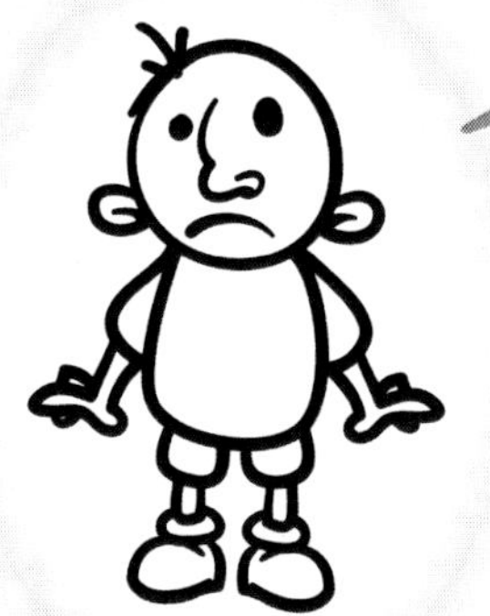

1. Person A wird mit einer negativen Situation konfrontiert, die ihr nicht passt und sie erschafft Ärger und sendet diesen in die gesamte Situation und in die Personen hinein.

Die gesamte negative Energie, die zu Person A zurückkehrt, wird dann in ihr geistiges Feld und ihren feststofflichen Körper eingespeichert. Sie ist dort solange vorhanden, bis sie irgendwann durch Vergebung aufgelöst wird. Das ist schwer zu glauben, nicht wahr? Machen wir doch einen Test.
Wir versuchen uns an eine unschöne Situation in unserem Leben zu erinnern, die uns einmal sehr verletzt hat. Wir werden erstaunt feststellen, wie viele Einzelheiten uns dazu noch einfallen, ist das nicht interessant? Nun sie wurde genauso, wie oben im Bild dargestellt, in den Körper eingespeichert. Und nicht nur diese, sondern noch viele andere!

Selbsterfahrung:

Vor ein paar Jahren, als ich gerade eine alte negative Emotion auflöste, schaute ich so in mein geistiges Feld hinein und dachte, komisch, was sind das den für Bilder? Sie sahen aus wie aus einem Film, den ich mal gesehen hatte. Dieses Ereignis machte mich ganz nervös, denn bevor ich zu meiner spirituellen Arbeit fand, liebte ich Krimis, Psychothriller und Abenteuerfilme. Anfangs war ich irritiert, was sollte ich mit dieser Information tun. Ich dachte voller Wehmut, wenn ich alle diese Erinnerungen gespeichert habe, nimmt das wohl kein Ende. Was mir dabei besonders bewusst wurde, war die Tatsache, dass ich die Emotion Angst mit diesen Vorlieben von Büchern und Filmen ständig gefüttert und genährt habe.

In einem innigen Gebet rief ich meine Gott-Gegenwart um Mithilfe an und bat sie voller Liebe, mir alle Filmausschnitte zu zeigen, die ich eingespeichert hatte. Denn nur so konnte ich sie dann aus meinem geistigen Feld herauslösen. Und siehe da, es waren eine Menge! Oh weh, was habe ich aus Unwissenheit alles erschaffen, das war mein einziger Gedanke in diesem Augenblick.

Als ich mit meiner spirituellen Tätigkeit begann, entsorgte ich alle negativen Bücher und Zeitungen, aber der Fernseher war noch da. Ihr könnt euch sicher vorstellen, was ich danach mit ihm gemacht habe. Er wurde liebevoll beurlaubt und in die Abstellkammer gestellt! Von dieser Zeit an schaute ich nur noch spirituelle Filme, die mich weiter brachten.

Erlebnis in einem Vortrag

Bei meinen Vorträgen erklärte ich immer die Ursachen und Wirkungen von negativen Nachrichten, Filmen und Büchern auf den Menschen. In einem Vortrag wurde ich sogleich von einem Mann verbal angegriffen. Er erklärte mir, wie wichtig diese Informationen in den Nachrichten sind. Er sagte, er müsse unbedingt informiert sein und wissen, was in der Welt geschieht. Nun ich fragte ihn, ob er denn wissen wolle, was sein Körper dazu sagt und ob er mit mir eine einfache Übung machen wolle. Er und alle im Raum waren damit einverstanden.

Nun atmeten wir gemeinsam fünf Minuten tief ein und aus, danach bat ich ihn, seinen Körper wahrzunehmen und zu fühlen. Ich fragte ihn, ob er sich noch an die gestrigen Nachrichten erinnern könne und über was er sich aufgeregt hätte. Er bejahte, sagte mir den Titel und ich bat ihn mir zu sagen, in welchem Körperteil er die negative Energie wahrnimmt. Er antwortete mir sicher und bestimmt. So fragte ich ihn auch nach drei Filmen, an die er sich noch erinnern konnte und auch hier sagte er mit Bestimmtheit, wo er die negative Energie im Körper fühlen konnte. Nach dieser Übung war er sehr erstaunt, das hätte er und auch alle anderen Teilnehmer nicht für möglich gehalten.

Beispiel: Eltern

Wenn Eltern sich große Sorgen um ihre Kinder machen, dann betrachten wir gemeinsam noch einmal das oben aufgeführte Bild Massenbewusstsein, um zu verstehen, wie sehr sie Ihrem Kind damit unbewusst schaden.

Die Angst, die wir in unsere Kinder senden, hindern ihre gesamte Entwicklung. Denn dadurch setzen wir einen Angstsamen in das Kind hinein. Erlebt das Kind eine Situation, wo es Angst hat, bringt es diesen Samen zum Wachsen und es wird immer mehr Angst haben. Außerdem kommt die Angst aus dem Massenbewusstsein zu den Eltern zurück und auch sie werden immer mehr Angst um ihre Kinder haben, leider!

Machen wir den ersten Schritt zur Befreiung und schützen unsere Kinder mit einer Lichtkugel. Das sind die höchsten Energien und es kann und wird alles erreichen!

Wir Menschen sind das Ebenbild Gottes, es heißt: „*Wir sind nach dem Gleichnis und Bildnis Gottes erschaffen oder wir sind reine Manifestationen Gottes, so auch unsere Kinder!*“

Sollten unsere Kinder Karma aus dem früheren Leben mitgebracht haben, und sie müssen es nach dem Gesetz der Gerechtigkeit erleben, dann kann kein Mensch dies verhindern. Bitte machen wir uns keine Sorgen! Lassen wir in Liebe unsere Kinder los, sie wollen leben und sich entwickeln!

Selbsterfahrung

In meinem eigenen Leben durfte ich erfahren, was es heißt, wenn meine Mutter sich große Sorgen um mich macht. Sie hat mich dadurch unwissend festgehalten. Ihre Angstenergie war immer anwesend und lebte mit mir mit. Zweimal halfen mir spirituelle Lehrer sie aus meinem geistigen Feld herauszuheben, weil sie vor meinen Füßen saß, nur um mich zu beschützen.
Es dauerte einige Jahre, bis ich diese ausgesendete Angst von ihr erkennen konnte, um sie dann sogleich aufzulösen. Für diese Erfahrung bin ich heute noch dankbar, auch wenn es damals nicht einfach für mich war. Sie lehrte mich bewusst, meinen eigenen Sohn davor zu bewahren und ihn durch eine Lichtkugel dem Schutz der göttlichen Präsenz zu übergeben.

Und so bitte ich die Gott-Gegenwart um eine strahlend-weiße Lichtkugel für meinen geliebten Sohn Daniel und bitte sie darum, diese mit den göttlichen Eigenschaften von Liebe, Weisheit, Intelligenz und Heilkraft zu durchdringen. Mit dieser Segnung ist er vom höchsten Schutz begleitet und ich kann vollkommen loslassen und bin dadurch angstfrei.
Er besuchte alleine schon viele schöne Orte auf unserer Erde, das ist wundervoll. Ich kann mich glücklich schätzen, denn ich weiß seine Gott-Gegenwart begleitet ihn. So kann ich loslassen und vertrauen, er

kann sich selbst entwickeln. Egal wo er ist, er ist immer vollkommen beschützt und in meinem Herzen präsent. Vereint durch das heilige Licht, das alle Menschen in Liebe verbindet.

Das können wir alle für unsere Kinder tun!

Haben wir Sorgen wegen Missbrauch oder noch schlimmere Gedanken und unterhalten diese, dann hoffen wir nur, dass wir sie für unsere Kinder nicht anziehen, und erschaffen. Denn erinnern wir uns, das Resonanzgesetz sagt immer: „JA!" Wenn wir so denken, ist das meistens unsere eigene Erfahrung und nicht die unseres Kindes.

Übung:

Setze dein Kind in eine Licht-Schutz-Kugel oder Lichtmatrix

Gib alle Gott-Eigenschaften hinein, die du für dein Kind wünscht.

Meditation

Setze dich entspannt hin und stelle einen Meter von dir entfernt einen Stuhl hin. Atme für fünf Minuten tief und entspannt ein und aus, danach lade liebevoll dein Kind im Geiste ein, und bitte es auf dem Stuhl Platz zu nehmen.

Geistige Einladung deines Kindes für eine Lichtschutzkugel

Bitte beim Einatmen dreimal sagen.
Ich lade voller Liebe mein Kind auf diesen Stuhl vor mir hierher ein.
Stelle dir vor, dass dein Kind geistig vor dir sitzt

Anrufung, 3 x anrufen

„Durch das göttliche Bewusstsein das ICH BIN, rufe ich das göttliche Bewusstsein in meinem Kind ... Name ... an.
Bitte setze mein Kind in eine blendend-weiße Lichtkugel voller Liebe, Weisheit, Intelligenz und Heilkraft und stelle es ihm sogleich zur Verfügung.
Bitte lasse diese Lichtkugel mein Kind immer begleiten und beschützen. Zum höchsten Wohl und Gut für alle!"

Vorstellung:

Hülle Dein Kind in eine strahlend-weiße Lichtkugel ein. Halte dein Kind solange in diesem Licht eingehüllt, bis du es nicht mehr aushalten kannst, weil das Licht so stark wird. Dann lasse es los.
Anschließend schickst du dein Kind zurück an seinen Platz, bitte 3 x sagen *„Ich bitte dich voller Liebe, gehe jetzt zurück an deinen Platz!"*
Das ist wichtig, sonst bleibt der Geist deines Kindes auf dem Stuhl sitzen!

Hilfe bei Prüfungsangst

Zeige deinem Kind spielerisch die Atemtechnik und es wird angstfreier in die Prüfungen gehen und sie leichter bestehen. Außerdem kann es im Alltag negative Situationen für sich positiv verändern.
Und deine positiven Gedanken über dein Kind können sein:
„Mein Kind erreicht alles, was es möchte!"
oder *„Mein Kind schafft alles mit Leichtigkeit, was es möchte!"*

Wenn dein Kind morgen eine Prüfung hat, dann beruhige es mit einer einfachen Übung am Abend vor dem Schlafengehen und setze es in eine Lichtkugel mit allen göttlichen Eigenschaften, die es morgen bei der Prüfung unterstützen können.

Atemübung abends vor der Prüfung

Mache mit deinem Kind eine entspannte Atemübung. Dein Kind liegt oder sitzt im Bett, ein Elternteil sitzt vor dem Bett und übt gemeinsam tiefes und entspanntes Atmen, für mindestens fünf Minuten.

Vorstellung

Danach stellt sich dein Kind im Geiste vor, wie es gerade die Prüfung hat und alle Fragen richtig und mit Leichtigkeit beantwortet. Lasse dein Kind freudig fühlen, wie es die Prüfung schon bestanden hat, für mindestens zwei Minuten. Intensives Lächeln verstärkt die Freude. Danach lasse dein Kind schlafen gehen und bitte vermeide nach der Übung alle Spiele oder Fernsehen, sie könnten die schöne Erfahrung löschen.

Wenn dein Kind schläft, setzen Mama oder Papa zur Unterstützung eine Lichtkugel mit nachfolgendem Text:

Anrufung:

Bitte das göttliche Bewusstsein sehr liebevoll und voller Hingabe.

„Durch das göttliche Bewusstsein das ICH BIN, rufe ich das göttliche Bewusstsein in meinem Kind Name an ... 3 x anrufen.

Bitte setze mein Kind in eine strahlend-weiße Lichtkugel voller Liebe, Weisheit und Intelligenz und unterstütze es morgen bei der Prüfung.

Lasse es durch deine Weisheit und Intelligenz alle Fragen richtig beantworten, die Prüfung mit Leichtigkeit bestehen und die Note bekommen, die es sich von ganzem Herzen wünscht. Zum höchsten Wohl und Gut für alle!"

Vorstellung

Hülle dein Kind in eine strahlend-weiße Lichtkugel ein und halte es solange darin eingehüllt, bis du denkst, jetzt ist es gut, dann lasse los und bitte es zurück an seinen Platz.
Bleibe im vollkommenen Vertrauen, dass es morgen mit Leichtigkeit die Prüfung besteht. Du kannst dir auch vorstellen, wie es nach Hause kommt und voller Freude berichtet, dass es eine Eins bekommen hat. Nur das sollten deine Gedanken und Gefühle sein.

Wichtige Gedankenstütze

Immer wenn du jetzt an dein Kind denkst, siehst du es in einer strahlend-weißen Lichtkugel eingehüllt. Du wirst über die positiven Veränderungen deines Kindes begeistert sein!

Wichtige Information

Nach meiner eigenen Erfahrung hat die Lichtkugel nur Erfolg, wenn dein Kind mindestens 80 Prozent des Lernstoffes beherrscht.

Umgang mit hilfsbedürftigen Menschen

Darstellung einer alltäglichen Situation

Person A pflegt Ihren Vater
Am Anfang hat es ihr noch Spaß gemacht. Das hat sich geändert, seit der Vater nur noch jammert. Wenn sie nur daran denkt, dass sie jetzt zu Ihrem Vater gehen soll, fühlt sie sich unwohl. Diese ungute Energie öffnet alle Türen, um negative Energien anzuziehen.

Person B, der Vater hat viele Symptome, die ihn sehr belasten, er ist traurig und wütend und fühlt sich als Opfer. Immer wenn seine Tochter kommt, lässt er alle Traurigkeit und Wut los und jammert und schimpft. Endlich kommt seine Tochter zu ihm, dann kann er sein Leid klagen.

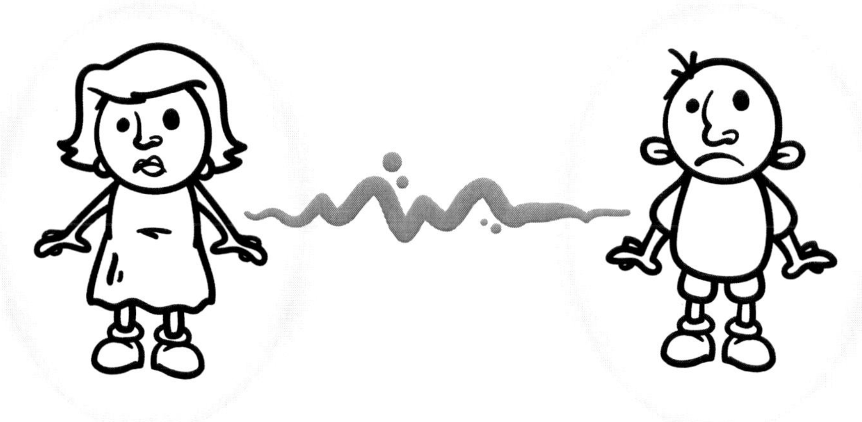

Hier geschieht ein negativer Energieaustausch zwischen beiden Menschen. Beide senden negative Energie an den anderen und lösen gegenseitig unschöne Emotionen aus.

Hilfe durch die bewusste Atmung Abgrenzung

Wenn Person A in so einer Situation in die bewusste, tiefe Atmung Abgrenzung geht und sogleich an ihren Vater Wertschätzung sendet, kann sich das Gefühl gegenüber beiden positiv verändern. Der Vater wird aufhören, so viel zu jammern. Es kann wieder Harmonie und ein schönes Miteinander entstehen.

Wenn Person A ungeschützt bleibt und so auch wieder nach Hause geht, wird sie es schwer haben. Ungute Gedanken über den Vater werden sie quälen und vor allem wird sie sich immer öfter sehr energielos fühlen.

Anderen erzählen schadet uns

Den schlimmsten Fehler, den wir Menschen machen, ist unschöne Erlebnisse sofort anderen Menschen erzählen zu müssen. Ich kann euch gut verstehen, was ihr jetzt denkt, wenn ihr diese Zeilen lest. Leider ist es wahr. Dadurch schaden wir nicht nur uns selbst, sondern auch der anderen Person, über die wir erzählt haben. Siehe Übung Massenbewusstsein.

Entstehung einer neuen negativen Schöpfung mithilfe des Massenbewusstseins siehe Bild

3. Massenbewusstseins-Feld

Diese negativen Emotionen gehen ins Massenbewusstsein hinein, nehmen alle ähnlichen Energien mit und bringen sie zu den Absendern A und B zurück.

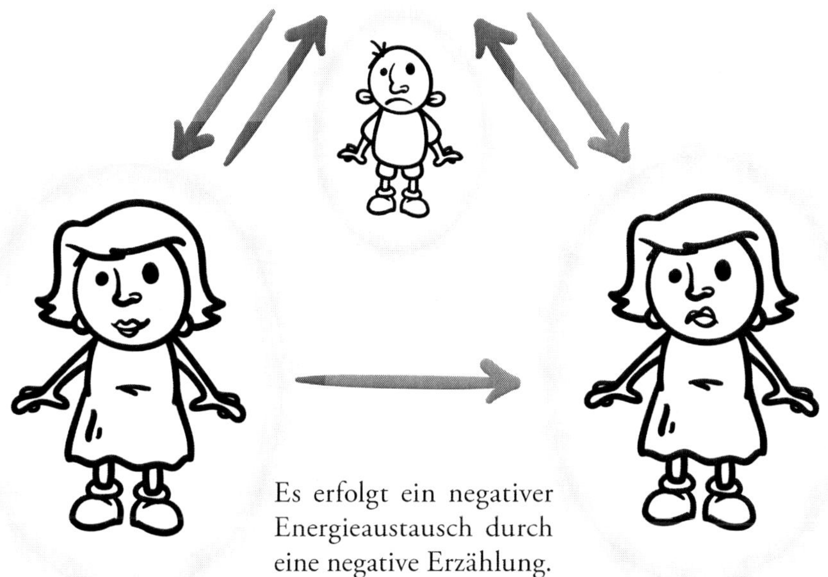

1. Person A Tochter

Erzählt, wie schlimm es wieder beim Vater war. Sie sendet leider alle negativen Gedanken und Emotionen bei der Erzählung in ihren Vater und auch in sich selbst hinein.

2. Person B Freundin

Versucht sie zu trösten, steigt auch in die negative Energie ein und beginnt unschön über den Vater ihrer Freundin zu reden. Sie sendet leider ebenfalls alle negativen Emotionen bei der Erzählung in den Vater ihrer Freundin und auch in sich selbst hinein.

Wenn wir das auf Seite 71 aufgeführte Bild näher betrachten, bekommen wir sicher unangenehme Gedanken, die uns Angst machen. Uns wird dadurch bewusst, wie wir selbst auch über andere Menschen denken, und urteilen. Leider kommen alle diese Energien wieder zu uns zurück, das ist unschön, nicht wahr? Wir können das nicht verhindern, das Gesetz der Anziehung wirkt ununterbrochen. Sicherlich können wir dadurch leichter verstehen, was negative Medien in uns anrichten.

Der Schlüssel zur Selbsthilfe lautet

Durch die entspannte Nasenatmung können wir uns leichter vom außen abgrenzen. Dadurch regen wir uns nicht so leicht auf. Wir bleiben beschützt und behalten Ruhe in unguten Situationen.

Erklärung von Mensch und Person

„Der Mensch ist das Ebenbild Gottes, erschaffen nach dem Gleichnis und Bildnis Gottes!"

Das ist ein Zitat aus der Bibel, daher wertschätzen wir nur den Menschen. Er trägt alle göttlichen Eigenschaften, wie Liebe, Dankbarkeit, Geduld, Freude, Gelassenheit und so weiter in sich. Der Mensch könnte dies auch offenbaren, würde sich nicht die Person durch das Ego, den Verstand und das Unterbewusstsein einmischen. Der Mensch in sich ist vollkommen feinstofflich. Er beobachtet und sieht zu, wissend, dass er durch seine Gott-Gegenwart vollkommen behütet und beschützt ist.

Wenn wir bewusst amtliche Papiere betrachten, werden wir erstaunt feststellen, dass immer nach der Person gefragt wird. Auch vor Gericht wird nie vom Menschen sondern immer nur von der Person gesprochen. Weise Menschen wussten schon damals, dass nur die sichtbare feststoffliche Form des Körpers haftbar gemacht werden kann. Durch die Geburtsurkunde wird die Person offiziell erschaffen und anerkannt. Inzwischen werden sich immer mehr Persönlichkeiten bewusst, dass sie mehr als nur ein feststofflicher Körper sind, und öffnen sich für die ganze Wahrheit.

Was ist der Grund, dass wir nicht die Person wert schätzen?

Die Persönlichkeit glaubt, dass sie aus einem feststofflichen Körper besteht und wird vom unruhigen Verstand, dem Ego und dem Unterbewusstsein beherrscht. Diese zwingen sie aus Angst und Unwissenheit zu unbewussten oder unschönen Handlungen. Dadurch kann die Person unschöne Situationen und auch Krankheiten erschaffen, wenn sie sich drauf einlässt.

Wertschätze ich die Person, anerkenne ich alles, was sie selbst durch ihre eigenen negativen Gedanken, Gefühle, Überzeugungen und Glaubenssätze erschaffen hat und jetzt darunter leidet, an. Dadurch können wir bewusst oder unbewusst Krankheit von ihr abnehmen. Dies geschieht auch, wenn wir in Sympathie gehen oder für sie Mitleid empfinden. Wenn wir uns vor einer Krankheit der Person ekeln, oder denken, so etwas bekommen wir sicher nicht. Das Wort nicht existiert nicht in unserem Universum und Unterbewusstsein, daher ist der obige Satz eine Bestellung im Universum. Ich empfehle besondere Achtsamkeit, wenn Personen bildhaft ihre Erzählungen ausschmücken und wir uns einfach zum Vorstellen und Fühlen mitreisen lassen. Dann kann es sein, dass wir am nächsten Tag schon dieselben Symptome an der genau gleichen Stelle wahrnehmen. Das Gesetz der Anziehung hat zu dem gestrigen Erlebnis nur „JA!“ gesagt.

Selbsterfahrung

Vor vielen Jahren habe ich meinem Körper einen Bandscheibenvorfall zugemutet, weil ich noch keine Kenntnis über dieses Gesetz hatte. Die Nachbarin konnte so bildhaft erzählen und schmückte geistig ihre Probleme so stark aus, dass es mir damals unmöglich war, mich geistig davor zu bewahren. Drei Tage später hatte ich dasselbe Symptom an der genau gleichen Stelle wie sie, durch meine eigenen Vorstellungen geschenkt bekommen. Das Gesetz der Anziehung hat zu meinen Vorstellungen sogleich „JA!“ gesagt!

Symptome von anderen abnehmen

Das geschieht jeden Tag aus Unwissenheit. Die abgenommenen Symptome zeigen sich erst in den nächsten Tagen oder Wochen, daher ist es so schwer zu erkennen, ob wir es Selbst erschaffen oder abgenommen haben. Das macht es wirklich nicht einfach für uns alle. Sei es privat oder im Beruf, in der Pflege von Angehörigen oder in Heimen, Krankenhäusern oder anderen sozialen Einrichtungen. Zur Auflösung findest du eine Übung im Kapitel Wertschätzung und Anerkennung – bei bereits abgenommenen Symptomen.

Wertschätzung

Türen öffnen, die vorher verschlossen waren. Lasse Wunder geschehen!

Diese Übung können wir immer anwenden, wenn wir auf andere Menschen treffen. Sie ist auch besonders hilfreich, wenn wir auf andere angewiesen sind. Angenehme und spürbare Veränderungen gibt es auch, wenn wir sie in der Partnerschaft verwenden.

Haben wir einen Termin oder ein wichtiges Gespräch mit jemandem, können wir schon von zu Hause die Wertschätzung an diesen Menschen senden, dann ist die Wirkung noch viel größer. Wir atmen uns schon zu Hause in eine entspannte Atmung ein und bleiben auch auf dem Weg dahin entspannt. So fällt es uns leichter im Gespräch auch bei uns zu bleiben. Der andere Mensch kommt dadurch in eine angenehme Ruhe und das Treffen wird sicher durch eine entspannte Atmosphäre begleitet. Durch diese Übung werden sich andere in unserer Gegenwart sehr wohl fühlen. Türen und Wege öffnen sich auf diese Weise.

Und so funktioniert sie

Wenn wir auf einen Menschen oder eine Situation treffen, konzentrieren wir uns nur auf die Atmung der Nasenlöcher oder auf das dritte Auge, das zwischen beiden Augenbrauen liegt, und atmen die ganze Zeit tief und entspannt ein und aus. Wenn wir schon etwas geübter sind, können wir es auch fühlen.

Wir bleiben bei uns, egal was im Außen geschieht. Beobachten nur die entspannte Atmung. Lauschen nicht den Worten, die uns erzählt werden, wir werden trotzdem alles hören. Unsere Aufgabe ist tief zu atmen und den Menschen gegenüber wert-zu-schätzen.

Praktische Übung: Wertschätzung

- Während wir einatmen, denken wir:
  „Ich sende Wertschätzung an diesen Menschen ..." setze den Namen ein. Beispiel Frau Frühling.
- Beim Ausatmen mache eine Gedankenpause.

Wir machen diese Übung solange, bis wir uns verabschieden, oder wenn es eine angespannte Situation gab, bis sich die Situation entspannt oder positiv verändert hat. Oder nur um zu testen, was passiert.
Natürlich können wir sie ununterbrochen anwenden, dann werden wir täglich gelassener und im Innern ruhiger. Das Geschenk dabei ist, unser Körper heilt ganz von selbst.

Wir können jederzeit die Übung erweitern, Beispiele:

- Ich sende Wertschätzung und Liebe an diesen Menschen ... setze den Namen ein.
- Ich sende Wertschätzung, Liebe und Dankbarkeit an diesen Menschen.
- Ich sende Wertschätzung und Heilung an diesen Menschen.

Wir senden einen Segen ausschließlich an den Menschen! Nicht an die Person.

Diese Übung funktioniert so wundervoll, weil wir die Gott-Gegenwart und automatisch die unsterbliche Seele des Anderen wert schätzten. Der Mensch lebt in Einheit mit seiner Gott-Gegenwart und diese Wertschätzung ist eine heilige Handlung. Senden wir einen Segen an einen weiteren Gottmenschen, wird diese sogleich von unserer Gott-Gegenwart erfüllt. Der Mensch, die Seele und die Gott-Gegenwart sind feinstofflich, also geistig.

Diese Wertschätzung wird von der Gott-Gegenwart als dienen anerkannt. Sie funktioniert ausschließlich mit der Einatmung. Der Mensch atmet IN Gott EIN. Beim Ausatmen geht die Sendung dort hin, was sie ist. Ist sie Positiv, geht sie in die göttliche Matrix ein, bevor sie zurückkehrt. Ist sie Negativ, geht sie ins Massenbewusstsein ein, bevor sie zurückkehrt.

Das Gesetz der Anziehung bringt uns jede liebevolle Segnung wieder zurück!

Das ist das Geschenk Gottes, das Gesetz der Gerechtigkeit, es sagt immer „JA!“

Erklärung, was durch diese Übung geschieht

Mein göttliches Bewusstsein, meine Gott-Gegenwart sendet an diesen Menschen meinen Segen. Mein Gegenüber fühlt und empfängt diesen Segen durch seine Seele und Gott-Gegenwart und gibt ihn an den feststofflichen Körper, als ein sehr angenehmes Gefühl weiter. Der andere fühlt sich in meiner Gegenwart geborgen und entspannt sich. Er beginnt mir zu vertrauen, da ich keine Gefahr für ihn bin, das ist wirklich so! Er möchte mir etwas Gutes tun, dadurch können sich verschlossene Türen öffnen. Dieses Ereignis wird rein über die feinstoffliche Ebene ausgetauscht.

Beispiel: Besuch bei einer lieben Freundin

Wir besuchen eine liebe Freundin. Als wir bei ihr angekommen sind, erfahren wir, dass sie an Darmgrippe leidet. Die angebliche Ansteckung ist hier sehr hoch.

Schutz vor Ansteckung und sofortige Hilfe durch Wertschätzung

Bitte lasst uns in so einem Fall nicht darüber nachdenken, ob sie uns vielleicht anstecken könnte, dann hätten wir es schon bestätigt, sondern rufe sogleich um Hilfe an. Wir wollen den krankmachenden Bakterien und Viren sagen, was sie zu tun haben. Sie sind intelligent und nehmen alles wahr was wir denken, sagen oder fühlen. Sie achten unseren Wunsch wenn er richtig formuliert und angewendet wird.

Anrufung:

„Ich sende Wertschätzung und Liebe an alle Viren und Bakterien in diesem Raum und bitte sie, sich von meinem Körper fernzuhalten!“
Bitte 3 x liebevoll und ernsthaft wiederholen! Du wirst dich über den Erfolg wundern!

Wenn wir die Wohnung wieder verlassen, sprechen wir nachfolgenden Satz: *„Ich bitte meine Gott-Gegenwart, alle krankmachenden Bakterien und Viren, die meine Freundin auf mich bewusst oder unbewusst ausgesendet hat, von mir zu entfernen!“*

Natürlich hat die Freundin nicht bewusst Viren und Bakterien an uns gesendet! Das geschieht automatisch und vollkommen unbewusst. Sie hatte sicher Angst uns anzustecken, dann ist es schon passiert. Die Angst ist der Magnet, der es anzieht und weitergibt. Außerdem suchen diese kleinen Wesen nach weiteren Nahrungsquellen, um sich zu ernähren und zu überleben. Sie haben immer dann Erfolg, wenn wir davor Angst haben. Daher ist es so wichtig, sie abzuweisen und sicher im Vertrauen unserer Gott-Gegenwart zu bleiben, sonst könnte es sein, dass wir die Symptome übernehmen. Übrigens können wir diese Technik bei allen Virus- und anderen Krankheiten anwenden.

Übung: Bei bereits abgenommen Symptomen

Setze dich entspannt hin und stelle 1 Meter vor dir einen Stuhl hin. Atme für 10 Minuten tief ein und aus.

Geistige Einladung eines anderen Menschen, von dem du Energien abgenommen hast.

Sprich nachfolgende Worte: *„Ich lade diesen Menschen vor mir auf diesen Stuhl hierher ein“* ... bitte 3 x wiederholen.

Bitte sehr liebevoll und voller Hingabe um Vergebung.

„Durch das göttliche Bewusstsein das ICH BIN, rufe ich das göttliche Bewusstsein in diesem Menschen an, Name … 3 x anrufen. Bitte verzeih mir, dass ich bewusst oder unbewusst die Lernerfahrung von diesem Menschen

beeinflusst habe. Ich bitte um Vergebung zum höchsten Wohl und Gut für alle!" Ich bitte meine geliebte Gott-Gegenwart, mich jetzt von diesen Symptomen zu befreien. 3 x sehr sicher und bestimmt sprechen.

Vorstellung

Bitte jetzt deinen Körper, dass er alle abgenommenen Symptome loslässt und in einer Kugel vor dich hinstellt. Wenn du das Gefühl hast, es sind alle da, bitte sie liebevoll um Vergebung und hülle sie in strahlend-weißes Licht ein. Dann beginne diesen Lichtball zu lieben, so als würdest du ein kleines Baby lieben. Um das Liebesgefühl zu verstärken, lächle bei der Übung so stark du kannst.

Schaue zu, was mit dem Lichtball passiert.
Wenn er sich aufgelöst hat, bedanke dich liebevoll bei deiner Gott-Gegenwart, bei der anderen Gott-Gegenwart und dem Menschen.

Danach schicke dem Menschen, den du eingeladen hast wieder zurück an seinen Platz, sonst bleibt er bei dir: *„Ich bitte dich, gehe jetzt wieder zurück an deinen Platz!"*... 3 x sagen.

Für diese Übung können wir auch gerne geistige Hilfe in Anspruch nehmen, zum Beispiel von aufgestiegenen Meistern.

Woran können wir erkennen, dass unsere Energie abgezogen wird?

Wenn wir mit Menschen zusammentreffen, denen es nicht so gut geht oder mit ihnen telefonieren und uns länger als fünf Minuten bei ihnen aufhalten, fangen wir meistens sehr schnell zu gähnen an. Das bedeutet: „Der geistige Körper und die Seele des anderen Menschen haben erkannt, dass wir viel mehr Energie haben und sie beginnen Energie von uns abzuziehen. Das nennt man auch unerlaubten Energieraub, weil wir keine Erlaubnis gegeben haben." Unsere Seele erlaubt diesen Energieausgleich immer, weil sie nur heilen möchte.

Schlüssel zur Selbsthilfe

Gehen wir in so einer Situation in unsere entspannte Atmung und bitten um Wertschätzung und Heilung für diesen Menschen, verändert sich sogleich die Situation. Unsere Gott-Gegenwart sendet unseren Segen, der voller Energie, lieben Gedanken und Gefühlen ist. Sofort hört der unerlaubte Energieaustausch auf, weil wir freiwillig schenken. Hören auf zu gähnen, kommen sogleich wieder in unsere Kraft zurück und fühlen uns wohl und beschützt. Wir können auch einen Segen von Heilung, Leichtigkeit oder Zufriedenheit senden, oder dass, was der Mensch hier in dieser Situation am ehesten brauchen könnte.

Wir können diese Übung noch steigern

Während wir den anderen Menschen mit Wertschätzung segnen, stellen wir uns ihn in einer strahlend-weißen Lichtkugel vor, *als vollkommen gesunden und makellosen Menschen.* Dies beschenkt ihn mit einer genialen Heilung. Dabei denke liebevoll: „*Zum höchsten Wohl und Gut für alle!*" Je länger wir uns dies vorstellen können, desto größer ist der Erfolg für ihn.

Diese Übung können wir zu Hause machen, wir brauchen nicht anwesend zu sein. Oder dann, wenn wir an diesen Menschen denken.

Bleibe frei von Erwartungen

Lasst uns nicht darüber nachdenken, was geschehen könnte und uns frei von Erwartungen bleiben, sonst könnten wir den Heilungsprozess blockieren.

Wir Persönlichkeiten können so vieles nicht verstehen, weil wir durch das Unterbewusstsein und dem Verstand blockiert sind. Erst wenn wir ununterbrochen in der Liebe und Achtsamkeit unserer eigenen Gott-Gegenwart verweilen können, lässt sie uns zusehen. Erst dann, weil wir aus der Bewertung und Verurteilung ausgestiegen sind! Probiert es aus, ihr werdet begeistert sein!

Wertschätze deinen Körper, dass ist die schönste Übung für dich

Möchtest du deinem Körper etwas Gutes tun oder ihn bei einem Heilungsprozess unterstützen? Dann möchte ich dir von Herzen diese Übung empfehlen, du wirst vom Erfolg begeistert sein.

Meditation:

Setze dich entspannt hin, ohne dich anzulehnen.
Brust raus, Kinn leicht auf die Brust senken und atme voller Liebe mindestens für 10 Minuten tief ein und aus, danach verbleibe in einer entspannten Atmung.
Nun richte die gesamte Aufmerksamkeit auf deine Nasenatmung oder dein drittes Auge zwischen deinen Augenbrauen und sprich beim Einatmen folgende Worte:

„Ich sende voller Freude Wertschätzung, Liebe und Dankbarkeit an meinen Körper!" oder: *„Ich sende voller Freude Wertschätzung, Liebe und Dankbarkeit in alle Zellen-, Organe- und Drüsensysteme von meinem Körper!"*

Beim Ausatmen machst du eine Gedankenpause. Beobachte dabei die Gefühle im Körper. Mache die Übung solange, bis du in deinem Innern ein wundervolles Gefühl wahrnimmst. Schmerzen bitte nicht beachten, sondern mit dem Satz beruhigen: „Schauen wir mal, wie lange es andauert!" Die Übung kann natürlich auch tagsüber öfters wiederholt werden. Das beste Ergebnis erzielt man, wenn der Satz liebevoll öfter wiederholt wird.

Karma in der Wirbelsäule neutralisieren

Alle negativen Handlungen, die wir in diesem Leben erschaffen oder aus einem anderen Leben mitgebracht haben, werden in unserem Zentralkanal angelegt. Sie sind wie auf einer Festplatte abgespeichert und warten auf Erlösung.

Wenn wir eine karmische Erfahrung machen müssen, können wir sie nicht verhindern. Trotzdem ist es möglich, sie durch die Atemtechnik Abgrenzung sehr stark abzuschwächen. Es kann sogar sein, dass wir nur noch Zuschauer sind und gar nicht mehr daran teilnehmen müssen. Ich selbst habe so ein Geschenk von meiner Gott-Gegenwart erhalten.

Jahrelang entwickelte ich Selbst-Heilungs-Techniken, weil ich alle karmischen Unvollkommenheiten, die ich mir angetan habe, auflösen wollte. Da ich erst vor 10 Jahren vom Gesetz der Anziehung erfahren habe, ist mir bewusst, dass ich auch noch einiges auflösen darf. So suchte mein innerer Forschungsdrang immer wieder nach Verbesserungen.

2016 entdeckte ich eine neue, noch schnellere Technik, die ich hier gerne vorstellen möchte. Diese Technik vermag gespeicherte negative Erlebnisse im Zentralkanal der Wirbelsäule zu neutralisieren. Ich nenne diese Übung Karmaheilung.

Die Übung besteht aus drei Teilen.

Bevor wir uns an die Auflösung machen, bitten wir unsere Gott-Gegenwart liebevoll um Hilfe und Unterstützung.

Übung 1:

Nimm ein Blatt Papier und schreibe Folgendes darauf:
Die Überschrift lautet: Alle negativen Gedanken, Glaubenssätze und Überzeugungen über dich selbst

Beispiele:

a) Du bist zu groß.
b) Du bist zu dumm usw.

Schreib alle Worte, die dir einfallen untereinander auf und lasse alle Emotionen in dir hochkommen.

Übung 2:

Bist du mit der Übung fertig, nimm ein neues Blatt Papier und schreibe alle negativen Worte positiv um.
Die Überschrift lautet: Alle positiven Gedanken, Glaubenssätze und Überzeugungen über dich selbst

Beispiele:

a) Ich hab mich lieb, weil ich so groß bin, wie ich gerne sein möchte.
b) Ich hab mich lieb, weil ich so intelligent bin, wie ich gerne sein möchte.

Übung 3:
Die Wirbelsäulen-Atem-Meditation zur Karma-Neutralisierung

Um alle negativen Emotionen aufzulösen, die du bei den vorherigen Übungen wahrgenommen hast, machen wir zum Abschluss eine Atemübung. Sie dauert 15 Minuten. In dieser Zeit werden alle Erinnerungen zum obigen Thema in der Wirbelsäule neutral. Sie haben keine Wirkung mehr über dich. Bitte nimm einen leisen Wecker, damit du weißt, wann du fertig bist. Vermeide bitte alle elektronischen Geräte bei der Meditation.

- Setze dich aufrecht hin, ohne dich anzulehnen.
- Brust raus, Kinn leicht auf die Brust senken und schließe deine Augen.
- Atme mindestens 10 Minuten tief ein und aus, bis du dich sehr entspannt fühlst.
- Richte jetzt deine gesamte Aufmerksamkeit auf das Ende von deinem Steißbein.

- Atme tief ein und gehe während der Einatmung hinten die gesamte Wirbelsäule nach oben bis in die Fontanelle. Sie ist die höchste Stelle am Kopf.
- Atme tief aus und gehe während der Ausatmung vorne die gesamte Wirbelsäule hinunter bis zum Steißbein-Ende.
- Fühle bewusst die Atmung auf der Wirbelsäule. Dies mache bitte 15 Minuten lang.
- Konzentriere dich nur auf die Wirbelsäulenatmung.
- Danach bedanke dich voller Liebe bei deiner Gott-Gegenwart.

Es ist wichtig, dass du nach der Übung das Blatt Papier mit den negativen Beispielen verbrennst. Das Positive kannst du vor dem Einschlafen nochmals in Ruhe durchlesen und fühlen, was du geschrieben hast. Lege es ruhig unter dein Kopfkissen und schaue es dir noch ein paar Tage abends vor dem Einschlafen an. Mit dieser einfachen Technik können wir alles neutralisieren, wie zum Beispiel Probleme mit den Eltern, Geschwistern, Kindern, Nachbarn, Geldsorgen, einfach alles.

Meine Empfehlung

Wollen wir sehr schnell vorwärtskommen, dann lösen wir alle negativen Gedanken, Glaubenssätze und Überzeugungen, **die unsere Eltern über uns** gesagt haben und danach die Geschwister, Verwandten und Lehrer. Im Anschluss neutralisieren wir alle negativen Gedanken, Glaubenssätze und Überzeugungen **die wir Selbst über** unsere Eltern, Geschwister, Verwandten und Lehrer erschaffen haben. Nur dann hat die Übung großen Erfolg!

In uns allen stecken leider die Überzeugungen und Glaubenssätze von anderen wie Brandmuster fest. Sie schlummern in unserem Unterbewusstsein und kommen immer dann hoch, wenn wir glauben, dass sie schon längst aufgelöst sind oder wenn wir Familienmitglieder treffen.

Mit dieser Übung können wir viele Unvollkommenheiten und karmische Handlungen neutralisieren und finden sehr schnell zu unserer eigenen inneren Wahrheit. Ich wünsche euch von ganzem Herzen viel Erfolg bei dieser wundervollen Übung!

Heilung für dich und andere Menschen

Diese Technik können wir jederzeit auch für uns anwenden.

Beschenke Menschen, die dringend Hilfe benötigen mit einem Segen, einer heilenden Lichtmatrix.

Du kannst Ihnen helfen, wenn sie
- Probleme haben,
- zu einer OP müssen,
- dringend Hilfe brauchen, egal wo auch immer,
- bei Krankheiten und so weiter,
- der Katalog für Geschenke nimmt kein Ende.

Praktische Übung

Der Wortlaut für einen heilenden Segen. Bitte immer 3 x sprechen.
„Durch die Gott-Gegenwart die ICH BIN, rufe ich eine göttliche Lichtmatrix voller Weisheit, Liebe, Intelligenz und Heilkraft für diesen Menschen ... Name einsetzen ... herbei, dass dieser Mensch durch Gottes Liebe Heilung erfährt, jetzt!
Abschluss: Dies bitte ich zum höchsten Wohl und Gut für alle!“

oder
„sie ihn bewusst erkennen lässt, wie er sich mit seinen negativen Gedanken schadet!“
oder
„die Operation frei von jeglichen Komplikationen bleibt und der Mensch danach vollkommene Gesundheit erfährt!“
oder
„alle Menschen auf der Erde jeden Tag ausreichend gesunde Nahrung und Trinkwasser haben!“
Zum Abschluss immer zum höchsten Wohl und Gut für alle bitten!

Lichtkugel setzen

Danach setze den Menschen in eine strahlend-weiße Lichtkugel, die so hell leuchtet, wie die Sonne.

Vorstellung:

Wir stellen uns diesen Menschen in der Lichtkugel vollkommen gesund vor und erschaffen ein sehr gutes Gefühl in unserem Herzen, dass er vollkommen geheilt ist. Wir halten diese Lichtmatrix solange, bis wir denken, jetzt ist es genug!

Erklärung, siehe Beiblatt:

In dem Moment, wo wir diesen Menschen ins Lichtfeld gesetzt haben und ihn loslassen, beginnt der Heilungsprozess für ihn und sein gesamtes Umfeld. Sein Umfeld sind die Beteiligten, zum Beispiel seine Familienangehörigen.

Heilung kann nur geschehen, wenn sie auch angenommen wird.
Es ist besser, wenn wir darüber nicht nachdenken. Wir schenken einen Segen. Gott kümmert sich um diesen Menschen. Jede Seele entscheidet sich für eine individuelle Erfahrung. Wir wollen dies anerkennen und weder darüber urteilen noch werten.

Unser Geschenk an einen Menschen der Hilfe braucht

Kein Mensch weiß darüber Bescheid, was wir für eine wundervolle Tat getan haben, außer Gott. Wir wollen es auch nicht weiter erzählen, um anzugeben. Ansonsten geben wir die Kraft unserem Ego. Es kann auch sein, dass der begonnene Heilungsprozess sich dadurch auflöst. Unsere Gott-Gegenwart wird uns mit unvorstellbaren Schätzen belohnen, wenn wir selbst in positiven Gedanken und Gefühlen verweilen und dankbar bleiben. Nicht nur für einen Tag versteht sich, sondern irgendwann für immer!

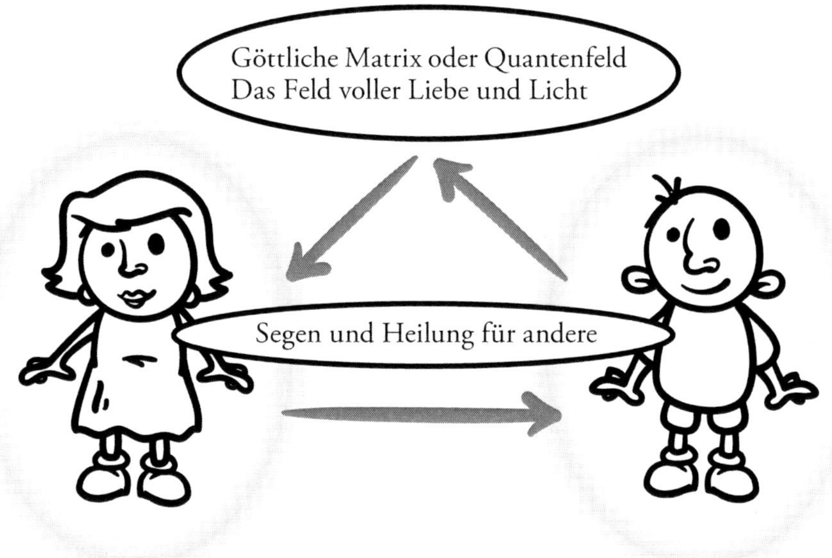

Sender

Dein Segen, den du ausgesendet hast, kommt immer zu dir zurück. Mit allen ähnlichen Energien, die er im Quantenfeld aufgesammelt hat, und beschenkt dich damit. Das nennt man auch dienen.

Empfänger

Deine Segnung bleibt solange beim Empfänger, wie er es erlaubt. Alles andere erledigt Gott durch seine Weisheit und Intelligenz für diesen Menschen.

Entstehung von Hexenschuss und Unfällen

In meiner täglichen Praxis kamen immer wieder Menschen zu mir, die sich einen Hexenschuss erschaffen haben. Durch meine eigene schmerzliche Erfahrung wusste ich, wodurch dieser entsteht. Lange bevor ich etwas über das Gesetz der Anziehung wusste, war ich davon selbst betroffen. Und daher machte es mir große Freude, Personen mit solchen Symptomen an die vergangene Situation zu erinnern. Anschließend haben wir sie durch Gottes Hilfe mit einer geistigen Wirbelsäulenaufrichtung, ohne Berührung, begradigt. Die negativen Gedanken und Gefühle wurden ebenfalls aufgelöst. Dadurch konnte sich das gesamte Schmerzfeld auflösen. Die meisten erinnerten sich an ihre negativen Gedanken und Gefühle.

Und so geschieht es, siehe Bild auf Seite 88

Person A verrichtet eine Arbeit ohne Freude. Da sie keinerlei Lust darauf hat und lieber etwas Schöneres tun würde, geht sie schon mit einer großen Unlust an die Arbeit. Die Tätigkeit ist ihr bekannt, daher beginnt sie, ihren negativen Gedanken Aufmerksamkeit zu schenken. Sie verweilt in den gestrigen Erzählungen von ihren Nachbarn und, denkt darüber nach, was sie so alles über andere Leute erzählt haben.

Es entsteht die Ursache

Nun muss sich Person A bücken, um etwas in die Hand zu nehmen und es aufzuheben. Beim Bücken müssen die negativen Energien, die wir normalerweise nach vorne aussenden, durch die Wirbelsäule hindurch, um durch den Rücken nach außen zu gelangen. Durch die Wucht der negativen Energien können sich dadurch Wirbel verschieben. Beim Stehen werden diese Energien ungehindert nach vorne aus dem Solarplexus ausgesendet.

Es entfaltet sich die Wirkung

Wenn sich Person A nach dem Senden der negativen Energien wieder aufrichtet, dann kann es schon passiert sein und autsch, oh tut das weh! So kann ein Hexenschuss entstehen. Daher ist besondere Achtsamkeit über unsere Gedanken und Gefühle geboten, wenn wir uns bei der Arbeit bücken müssen. Denn dann kann uns das nicht mehr passieren!

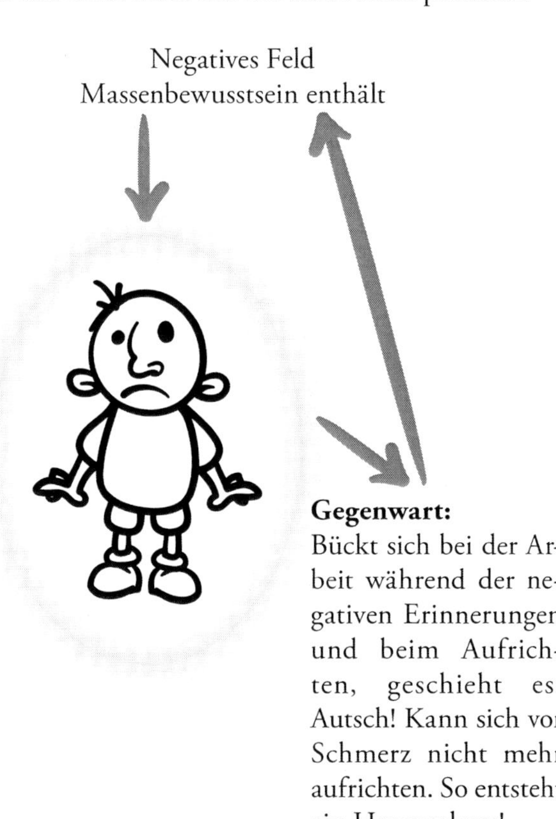

Vergangenheit:
Erinnert sich an die gestrigen negativen Erzählungen und richtet die gesamte Aufmerksamkeit darauf.

Wenn wir das oben aufgeführte Bild näher betrachten, können wir erkennen, dass die Person sich in zwei verschiedenen Zeiten bewegt. In der Vergangenheit und in der Gegenwart.

Auflösung von Hexenschuss

Haben wir uns gerade beim Aufrichten einen Hexenschuss erschaffen, dann machen wir sofort dieselbe Bewegung entgegengesetzt noch einmal und er ist weg.

Wichtig:

Bitte dabei nicht an die Schmerzen denken, sonst halten wir sie fest.

Häufiges stolpern und Stürze bei älteren Personen

Bei älteren Personen können wir dieses Phänomen häufiger beobachten. Sie wechseln von einer Zeit in die andere. Sie erzählen von der Vergangenheit und kommen wieder zurück in die Gegenwart. Danach äußern sie sich auch oftmals noch über die Zukunft, was sie wohl noch so bringen möge. Bei diesen schnellen Zeitsprüngen kann der feststoffliche Körper nicht mithalten und da kann es schon passieren, dass statt einer Stufe gleich zwei genommen werden.
Durch meine jahrelange Erfahrung mit meiner geistigen Arbeit bin ich davon vollkommen überzeugt, dass diese Zeitsprünge die Stürze und das Stolpern bei älteren und natürlich auch bei jüngeren Personen auslösen.

Unfälle

Nun, ob wir es glauben oder nicht, alle Unfälle geschehen auch so, wirklich alle.

Ursache: Zuerst entsteht die Ursache durch unser Denken und Fühlen an etwas Negatives.
Wirkung: Danach wird die Wirkung sichtbar, wir können es nicht verhindern.

Das ist das Gesetz der Gerechtigkeit! Niemand kann ihm entkommen!

Was können wir tun?

Durch die Anwendung der Atemtechnik Abgrenzung bleiben wir bei uns und im Hier und Jetzt. Dadurch können wir leichter unsere Gedanken und Gefühle beobachten und sie steuern. Sind wir schon etwas geübter, können wir zusehen, was wir getan haben und durch regelmäßiges Üben auch vieles verhindern. Es wird uns allen sicher großen Spaß machen, weil wir in der Freude und Leichtigkeit bleiben, egal was uns im Außen gezeigt wird.

Praktische Übung: Ablehnung

Anhand dieser Übungen können wir sehr schnell erkennen, wann wir beschützt oder unbeschützt sind. Am besten üben wir mit einem Menschen, den wir besonders mögen. Je bekannter, desto mehr Spaß werdet ihr haben.

1. Übung: Ablehnung fühlen ohne Atemtechnik

Diese Übung wird uns veranschaulichen, was wir täglich uns Selbst und anderen Menschen bewusst oder unbewusst antun. Wir stellen uns in einem Abstand von ungefähr 1 Meter gegenüber. Bevor wir beginnen konzentrieren wir uns mindestens 2 Minuten auf die tiefe Nasenatmung und fühlen dabei die Fußsohlen. Bitte vorher nicht verraten, was du denkst.

Person A ist Sender und denkt ein resolutes, starkes Nein. Die Augen sind dabei geschlossen, die Atmung ist wie im Alltag

Person B ist Empfänger und atmet normal. Sie hat die Augen ebenfalls geschlossen und versucht zu fühlen, wie sich das anfühlt. Sie ist vollkommen unbeschützt und empfängt die gesamte Energie des Senders.

Wenn Person B genug gefühlt hat, sagt sie Danke und beendet so die Übung.

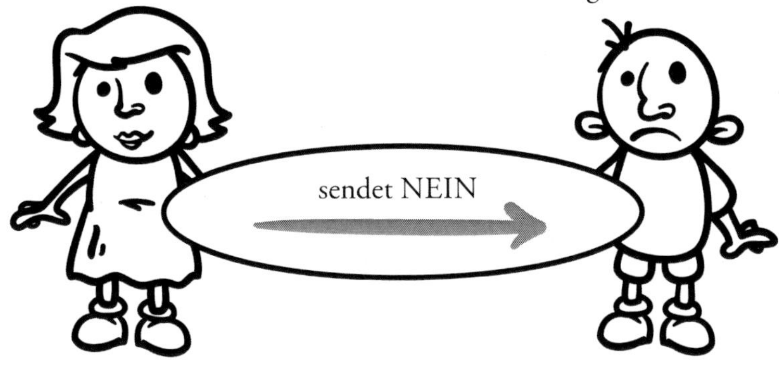

Wichtig:

Nach der Übung rufen wir alle ausgesendeten Energien wieder zu uns zurück. *„Ich rufe alle negativen Energien, die ich soeben ausgesendet habe wieder zu mir zurück!"* Probiert es aus, ihr werdet über das Ergebnis erstaunt sein.

Bilderklärung

Wenn diese Energie der Ablehnung länger gehalten wird, geht sie in das Massenbewusstsein des Universums hinein. Dort sammelt sie alle ähnliche Energien auf und kommt unweigerlich zum Absender zurück, weil in diesem Universum das Gesetz der Anziehung alles regiert. Mit der Rückrufung können wir es verhindern.

Ein Erlebnis aus dem Alltag

Diese Situation ist uns allen sicher schon mal passiert.
Wir gehen auf der Straße mit Freunden und sind voll guter Laune. Auf einmal sehen wir eine Person auf uns zukommen, die sehr gerne von ihrem eigenen negativen Schicksal erzählt und dabei kein Ende findet. Wir denken: „Oh Gott, bitte lass sie uns nicht sehen!" Genau wie oben beschrieben wird es passieren. Sobald wir zu Ende gedacht haben, hat sie uns sicher gesehen. Wenn nicht, wird sie sicher in beiden Fällen unsere Ablehnung spüren und sich sogleich ungut fühlen. In so einem Fall empfehle ich dir, sie liebevoll zu segnen! „Ich segne diesen Menschen mit Gesundheit, Erkenntnis und Vollkommenheit!"

2. Übung: Fühle die Ablehnung in einem anderen Raum

Die Person B geht jetzt in ein anderes Zimmer.
Nach ungefähr zwei Minuten sendet Person A wieder ein starkes resolutes Nein, und denkt dabei an die Person B im anderen Zimmer.
Was glaubt ihr, wie wird sich Person B fühlen? Jetzt ist durch die Wände eine Trennung vorhanden, nicht wahr?

Sie wird sich auch ungut fühlen, doch es kann sein, dass sie die Energie nicht so stark wahrnimmt. Was ist der Grund dafür, dass sie das fühlen kann? Weil es keine Trennung gibt. Alles in diesem Universum besteht aus Licht, aus Energie. Wir sind immer durch das Licht miteinander verbunden, Mauern sind nur scheinbar feststofflich. Sie bestehen aus Licht, wie alles von Gott aus Licht besteht. Das Licht ist der Träger aller Informationen von Gedanken und Gefühlen, die sich in den geistigen Feldern von Massenbewusstsein und Quantenfeld austauschen. Bestückt mit noch mehr Energien zu uns zurückkehren, durch das Gesetz der Anziehung. Daher sind wir alle Eins und immer mit allen verbunden.

3. Übung: Ablehnung fühlen mit der Selbst-Schutz Technik Abgrenzung

Wir machen dieselbe Übung wie oben mit dem Gedanken „Nein."
Dein Partner wendet die Atemtechnik Abgrenzung an. Er atmet tief und entspannt ein und aus, ohne Pause.

Person A hat die Augen geschlossen und sendet ein resolutes, starkes Nein. Wenn sie feinfühlig ist, dann wird sie merken, dass die Energie vor ihr stehen bleibt und nicht von ihr weicht.
Bei dieser Übung wird Person A die Übung beenden, weil sie so stark zurückkommt.

Person B hat ebenfalls die Augen geschlossen und verweilt in der Atemtechnik. Dadurch ist sie vollkommen beschützt und steht im Schutz Gottes. Da Gott nur Liebe ist, wird die gesendete Energie als Täuschung erkannt und sogleich vom Schutzkreis zurückgesendet. Sie hat keine Wirkung und bleibt ohne Resonanz.

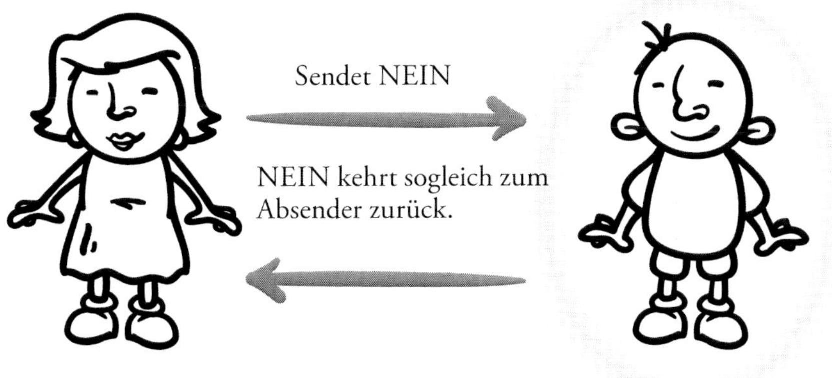

Wichtig:

Nach der Übung rufen wir alle ausgesendeten Energien wieder zu uns zurück. *„Ich rufe alle negativen Energien, die ich soeben ausgesendet habe wieder zu mir zurück!"* Bitte macht dieselbe Übung mit dem Gedanken „Ja!", beschützt und unbeschützt. Ihr werdet über das Ergebnis sehr staunen.

Praktische Übung: Besuch in einem Kaffeehaus

Um zu erkennen, was es bedeutet anderen Energien schutzlos ausgeliefert zu sein, machen wir sehr gerne das oben aufgeführte Beispiel. In dieser Übung wird uns sicher bewusst, was wirklich geschieht, wenn wir unbeschützt sind.

Mache diese Übung mit einer lieben Freundin oder einem Freund, dann könnt ihr euch danach gleich austauschen, was ihr erlebt habt.

1. Übung: Kaffeehausbesuch unbeschützt, ohne Atemtechnik

Bevor wir in das Café hineingehen, richten wir die Aufmerksamkeit auf unseren Körper und versuchen ihn während des gesamten Kaffeehausbesuches zu beobachten. Wir atmen ganz normal, wie sonst auch. Drinnen sehen wir alle Menschen kurz an und dann setzen wir uns hin und trinken etwas. Wir beobachten nur den Körper, und wie es ihm geht, und vermeiden es andere Leute anzuschauen oder zu beobachten.

Alle Menschen, die drinnen sitzen, senden entweder negative oder positive Gedanken und Gefühle, während sie voller Freude tratschen. So wie wir es gewohnt sind und von Kind an gelernt haben. Sie erzählen alles, was ihnen einfällt, vollkommen ahnungslos, was dabei wirklich geschieht. Beispiel: von der Oma ihren Schmerzen, die Arbeitsprobleme, die Krankheitsgeschichte, den Geldsorgen usw. Das alles schwirrt jetzt im Kaffee herum, geht hinaus ins Massenbewusstsein, kommt wieder zu den Absendern zurück und wartet dann auf Erlösung.

Alle diese Emotionen fliegen uns im wahrsten Sinne des Wortes um die Ohren. Haben wir auf irgendein Thema eine Resonanz, werden Wortfetzen von den Erzählungen sicher unsere Ohren finden und uns zum Zuhören anregen. Wie durch Geisterhand werden wir gezwungen zuzuhören, interessant nicht? Sollte uns jemand beobachten oder bewerten, werden wir das auch fühlen.

Es macht den Anschein, als ob die Energie im Raum gefangen wäre, ist sie aber nicht. Sie kann durch die Wände hindurchgehen, denn alles ist Licht.

Vielleicht ist uns allen schon einmal aufgefallen, dass wir froh waren, wenn wir bei schönem Wetter im Kaffee draußen sitzen konnten? Im Freien kann sich die negative Energie schneller lösen, sie wird daher nicht so intensiv empfunden, interessant nicht wahr?

2. Übung: Kaffeehausbesuch gut beschützt durch die Atemtechnik

Bevor wir diesmal das Café betreten, atmen wir uns in eine angenehme tiefe und entspannte Atmung ein. Richten unsere gesamte Aufmerksamkeit auf die Nasenlöcher oder auf das dritte Auge und beobachten, wie der Atem kommt und geht. Bleiben darin, egal was im Außen geschieht. Trinken etwas und bleiben in der Atmung.

Wir sind eingehüllt im Schutz Gottes. Frieden und Heilung sind unser. Alle negativen Energien bleiben von uns fern.

Massenbewusstsein, Personen erzählen über Mangel er kommt zu ihnen zurück

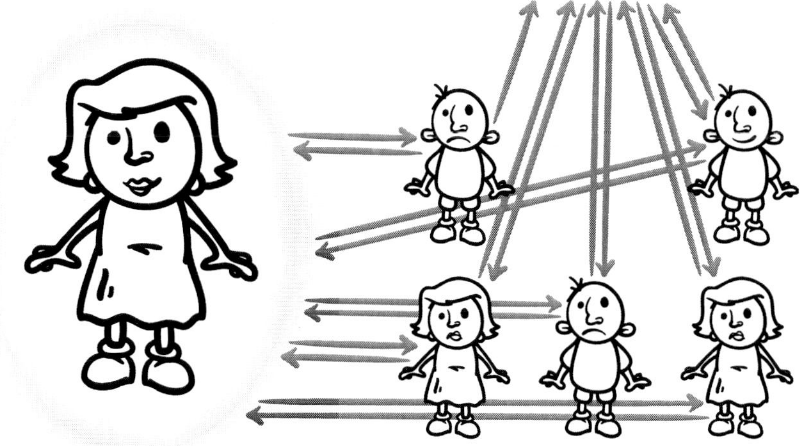

Alle Besucher senden bewusst oder unbewusst gute oder ungute Energien aus. Diesmal bleiben wir vollkommen beschützt, weil wir bewusst in der Atemtechnik verweilen.

Wie oben beschrieben gehen alle Sendungen, die von unserem Feld abgeprallt sind, sogleich an den Absender zurück. Die Energiewelle bleibt wie von Geisterhand vor dem Sender stehen und fühlt sich äußerst unangenehm an. Sie geht danach ins Massenbewusstseinsfeld hinein, sammelt alle ähnlichen Energien ein und kommt danach zum Absender zurück. Das muss so sein, denn diese Energien warten auf Auflösung und Befreiung. Sie bleiben solange im Körper des Absenders eingesperrt, bis die Person sie erkennt und wieder befreit. Sollte es keine Befreiung durch Vergebung geben, wird die Person irgendwann körperliche Symptome bekommen.

Übung macht den Meister

Es benötigt schon ein bisschen Übung, in einem Kaffeehaus in der Atmung zu bleiben. Glaubt mir, wenn ihr einmal den Unterschied wahrgenommen habt, werdet ihr alles versuchen, um in dieser wundervollen Atemtechnik zu verweilen. Vor allem, weil es uns so gut tut und wir uns so beschützt fühlen. Diese Technik kann uns in allen Lebenslagen mit Freude und Leichtigkeit beschenken.

Das Wort: ABER und seine Resonanz

Vor vielen Jahren, als ich selbst noch in der Verwendung des Wortes aber war, verwunderte es mich, dass ein angenehmes Gespräch mit jemandem langsam aber sicher aufhörte. Damals hatte ich keinerlei Erfahrung mit dem Gesetz der Resonanz. Durch meine Fähigkeit zu fühlen, und das können alle Menschen, fiel mir auf, dass sich etwas im Gespräch veränderte. Unwissend, dass ich die Verursacherin war.

Als ich erkannte, welche Macht und Kraft solche Wörter haben und was sie in einem Gespräch verursachen können, entfernte ich dieses Wort sogleich aus meinem Vokabular. Es dauerte schon eine Weile, bis es mir gelang. Es schlich sich manchmal wieder ein, wenn ich auf Menschen traf, die es unwissend voller Freude benutzten. Gewisse Gewohnheiten abzulegen kann manchmal etwas dauern, daher geht liebevoll mit euch um, ihr schafft es sicher. Bleibt einfach dran.

Übung für Paare und Freunde:

Stellt euch vor, zwei Freunde sehen sich nach zwanzig Jahren wieder. Einer von ihnen erzählt voller Freude und der andere beginnt jeden Satz mit: „Ja, aber!"

Person A fragt ab Person B, antwortet und fühlt

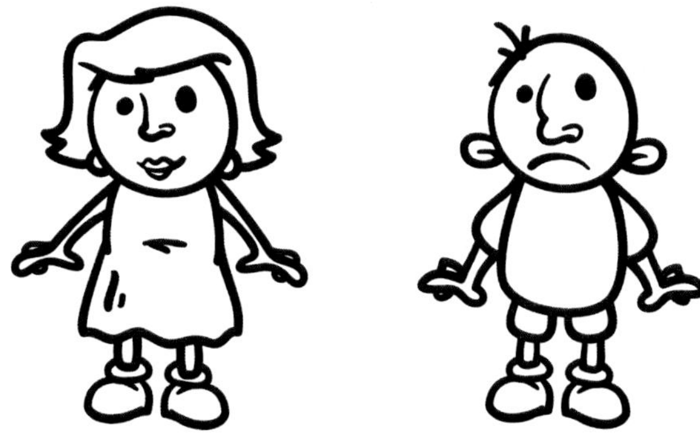

Stellt oder setzt euch gegenüber, eine Person übernimmt das Fragen:

Person A:	**Person B:**
Wie ist dein Name?	Musterle Muster.
Aber, wieso heißt du so?	Mhm...ungutes Gefühl, gell?
Wo wohnst du?	Musterstraße 17 - 9000 Musterstadt
Aber, wie kannst du da wohnen?	
Bist du verheiratet?	Ja, ich bin sehr glücklich
Aber, wieso bist du verheiratet?	
Hast du Kinder?	Ja, sicher drei wundervolle Kinder.
Aber, wieso hast du Kinder?	

Dieses Beispiel ist zwar frei erfunden, es kann uns trotzdem verdeutlichen, welche Wirkung es hat.

Nun was glaubt ihr: „Wie hat sich die Person B gefühlt?"

Nicht so gut, oder? Die Frage aber löst im Anderen immer einen Widerstand und einen unguten Druck im Körper aus. Der Vortragende wird gezwungen, sich zu rechtfertigen. Der gesamte Fluss des Gesprächs wird dadurch gehemmt. Ebenfalls ist diese Vorgehensweise sehr energieraubend, wenn man nicht weiß, wie man in der Atmung verweilt.

So ein Gespräch möchte man sehr schnell beenden, weil man sich unwohl fühlt und eher so schnell wie möglich den Raum oder die Situation verlassen möchte.

Wenn eine Person etwas erzählt, oder einen Vortrag oder Workshop gibt, dann ist sie von allem, was sie mitteilt vollkommen überzeugt. Wie oben die Person, die über ihren Namen, Wohnort, Partnerschaft und Kinder überzeugt ist.

Das Wort aber wird verwendet, um eine Behauptung einzuschränken, wenn man etwas nicht erwartet hat. Eine Aufforderung zu verstärken oder einen Gegensatz auszudrücken.

Wenn wir uns nächstes Mal mit Freunden treffen oder an einem Workshop oder Vortrag teilnehmen, beobachten wir was passiert, wenn Personen dieses Wort im Gespräch voller Freude benutzen. Wir werden danach sicher die Fragestellung mit dem Wort aber nicht mehr verwenden.

Schlussgedanke

Weisheit:

„Der Beginn ist der wichtigste Teil der Arbeit."
Platon

Meine Arbeit ist noch lange nicht zu Ende. Mein Forschungsdrang nach Heilung und Neutralisierung offenbaren mir immer wieder neue Erkenntnisse. Ich bin so dankbar, dass ich dadurch vielen Menschen helfen und mein Wissen an sie weitergeben darf.

Ich wünsche mir für dich, dass du dich durch die Übungen in meinem Buch von deinen Unvollkommenheiten befreien kannst.
Dadurch die Erkenntnis und Einsicht bekommst, dass du mit allem und jedem verbunden bist.
Du im Einklang mit dir selbst und allen Wesen auf der geliebten Mutter Erde leben kannst.

Ich wünsche dir viel Spaß und Freude mit meinem Buch und freue mich über deine Rückmeldungen.

Weisheit:

Lauf nicht der Vergangenheit nach
und verliere dich nicht in der Zukunft.
Die Vergangenheit ist nicht mehr.
Die Zukunft ist noch nicht gekommen.
Das Leben ist hier und jetzt.
Buddhistische Weisheit

Heilungs-CDs von Margarethe Schweiger (Fabro-Ekhlas)

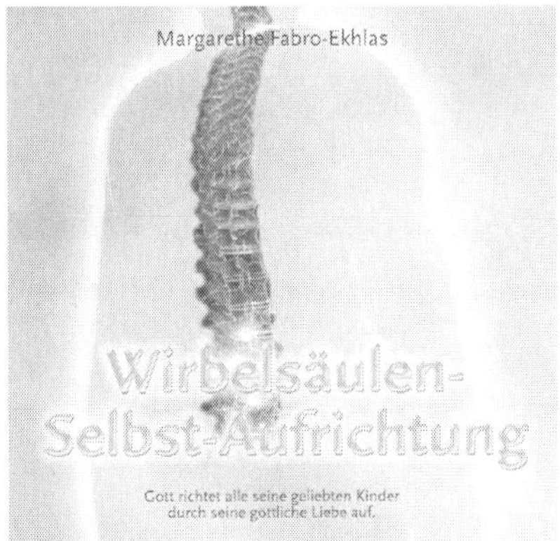

ISBN 978-3-9814311-0-0

Zur Vorsorge oder bei konkreten Problemen der Wirbelsäule oder des Bewegungsapparates.

Beschreibung der CD:

Die Wirbelsäule ist der Speicher unserer Seele. Alle negativen Gedanken und Emotionen, die wir erfahren, werden in sie eingespeichert und können Blockaden in der Wirbelsäule verursachen. Dadurch kann sich die Wirbelsäule verschieben und verdrehen.

Diese geführte Meditation kann Beschwerden in der Wirbelsäule und des Bewegungsapparates wieder vollkommen auflösen. Sie ist bei allen psychischen und körperlichen Beschwerden anwendbar.

Die Wirkung ist immer ganzheitlich und kann Körper, Geist und Seele positiv beeinflussen. Auch bei keinerlei Beschwerden ist die Wirbelsäulen-Selbst-Aufrichtung vorsorglich anwendbar und kann zu seelischem Wohlbefinden führen.

Bei nachfolgenden Beschwerden kann die Wirbelsäulen-Aufrichtung Positives leisten:

Ängsten, Depressionen, Rückenschmerzen, Bandscheibenvorfall, Skoliose, Ischiasschmerzen, Beckenschiefstand, Beinlängendifferenz, Schulterschmerzen, Knieschmerzen, Kniegelenksarthrose, Schiefhals, Hüftgelenksarthrose, Schulter-Arm-Syndrom, Entwicklungsstörungen, Bluthochdruck, Migräne, Aufmerksamkeitsdefizitsyndrom - ADS, Verdrehungen, Morbus Bechterew, Tennisarm, Muskelschmerzen, Gleichgewichtsstörungen, Sportverletzungen, Tinnitus, Kiefergelenks-Probleme, ungleiche Zahnreihen, Herzrhythmusstörungen, Atmungsstörungen, Asthma, Hörstörungen, Halswirbelsäulen-Syndrom, Lendenwirbelsäulen-Syndrom, Folgen von Unfällen und körperlichen sowie seelischen Verletzungen und vieles mehr.

Empfehlung:

Die Meditation kann im Liegen oder im Sitzen durchgeführt werden – bitte dabei nicht anlehnen.

Workshops zum Thema Selbst-Schutz Abgrenzung

findet ihr unter www.schule-des-heilseins.at
oder bitte beim Verlag anfordern.

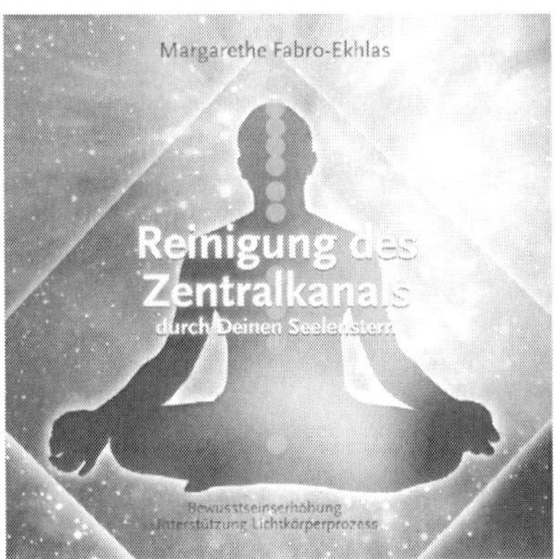

ISBN 978-3-9814311-1-7

Für alle Menschen, die bereit sind, Karma, das sind negative Handlungen, die im Zentralkanal in der Wirbelsäule gespeichert werden, zu neutralisieren.

Beschreibung der CD:

Die geführte Meditation wurde von mir mithilfe der geistigen Welt nach dem ägyptischen 13er-Chakren-System entwickelt.

Dieses System ist in Europa fast nicht bekannt.

Der Zentralkanal fließt mittig durch unseren Kopf und die Wirbelsäule hindurch. Wir haben viele Jahre in unserem Zentralkanal negative Gedanken, Gefühle und geistige Bilder eingespeichert, dadurch können Blockaden entstehen. So kann es sein, dass unsere Körperchakren eher unterversorgt sind, weil die Blockaden einen vollkommenen freien Fluss der göttlichen Liebe und des Lichtes nur spärlich zulassen. Es schlängelt sich dann eher als dünnes Rinnsal durch den Zentralkanal hindurch. Wir nehmen es nur schwach wahr.

Wir können das mit einem Bächlein vergleichen, in dem viele große Steine liegen, die einen sehr starken und effektiven Fluss des Wassers verhindern. Die Blockaden, die wir verursacht haben, bestehen meistens aus karmischen Erfahrungen. Das sind negative Handlungen, die wir in uns selbst noch auflösen und vergeben dürfen. Sie können durch diese

Meditation im Zentralkanal neutralisiert werden. Durch die Auflösung entsteht ein freier Fluss der göttlichen Liebe und des Lichtes. Wir können sie wieder in uns fühlen. Schon nach der ersten Meditation wirst du ein unbeschreibliches Glücksgefühl erfahren.

Die besten Erfahrungen werden durch tägliche Anwendung, am besten abends vor dem Schlafengehen, in einem Zeitraum von drei Wochen erzielt. Dadurch können sich in dir die Fähigkeiten von Hellsichtigkeit, Hellhörigkeit und die Fähigkeit zu „channeln" entwickeln.
Diese Meditation ist eine besondere Empfehlung für alle Menschen, die die Anbindung an die göttliche Kraft für sich persönlich nutzen und geistig wachsen möchten.

Empfehlung:

Sie kann im Stehen, Sitzen oder Liegen durchgeführt werden.
Bevor du startest, lies bitte das Booklet der CD durch. Du findest noch wichtige Informationen für dich darin.

Referenzen von Teilnehmerinnen

die am Workshop zum Selbst-Schutz Abgrenzung von Margarethe Schweiger (Fabro-Ekhlas) teilgenommen haben und sie im Alltag anwenden.

Erfahrung von Frau S. N. aus Eberstein

Liebe Margarethe Maria,
heute möchte ich mich bei dir bedanken. Obwohl ich anfangs sehr skeptisch war, habe ich den Workshop bei dir besucht. Ich war sehr positiv überrascht. Deine Atemübung hat mir im Alltag sehr geholfen. Dadurch war es mir möglich, die Probleme von anderen nicht mehr an mich heranzulassen. Sie sind mir nicht nahe gegangen und ich habe sie nicht wie sonst, mit nach Hause genommen. Endlich habe ich auch eine Technik von dir lernen dürfen, die mir hilft, wenn mir alles zu viel wird und ich eine kleine Pause benötige. Dann wende ich deine Atemübung mit der Wirbelsäule an und danach geht es mir wieder wunderbar, wirklich empfehlenswert.

Deine Technik hat mir sehr geholfen mich abzugrenzen und nur das an mich heranzulassen, was mir gut tut. Ich bin sehr dankbar, dass ich dich kennenlernen durfte. Danke Margarethe Maria.

Ich wünsche dir weiterhin alles Gute und alles Liebe von S.

Frau E. R. aus Klagenfurt

Liebe Margarethe Maria!
Danke, dass Du so einen wertvollen Workshop für uns am Samstag gegeben hast. Am nächsten Tag habe ich eine negative Situation erlebt, wo ich die Abgrenzung gleich ausprobieren konnte und stell dir vor, ich war so beschützt, wie ich es im Workshop von dir gelernt habe. Die negativen Energien haben mich nicht erwischt, ich war total ruhig.

Es war super! Margarethe ich hab mich in dieser unguten Situation sehr gut gefühlt. Früher hätte ich wieder tagelang darüber gegrübelt und mich geärgert, mir wäre es dabei sicher nicht gut gegangen. Jetzt wende ich es täglich in der Firma und privat an und bin glücklich, weil es mir so gut geht. Danke Margarethe!

Liebe Grüße Elisabeth

Frau G.B. aus Moosburg

Liebe Margarethe Maria,
schon lange habe ich dir versprochen dir eine Rückmeldung von dem Workshop Selbstschutz – Abgrenzung zu geben. Ich versuche es mal: Seit dem Workshop am 01. April 2017 hat sich bei, – in – mir sehr viel verändert. Ich bin ruhiger geworden, ich ruhe in mir, ich bin viel mehr in meiner Kraft. Ich bin beim Arbeiten viel freier geworden, ich bin bewusster – selbstbewusster geworden, Gelassenheit lebe ich jetzt, ich liebe es zu atmen und fühle mich danach soooo voller Liebe!!! Ich habe Zeit und Energie gewonnen.

Ich praktiziere das Atmen, wenn es mir mal nicht so gut geht, wenn ich anstrengende Zeiten habe, wenn ich mir was gutes Tun will, … einfach immer wieder. Es ist sooo wunderVOLL!!!

Ein kurzes praktisches Beispiel: Nach einem sehr emotionalen Begräbnis gönne ich mir ein wenig Ruhe, mache dann die Wirbelsäulenatmung, gute 20 Minuten, gegen Ende gibt es körperliche Symptome: Aufstoßen, – Luft entweicht aus meinem Innern, es wird wieder ruhig und ich beende die Atmung.

Mein Gefühl danach kann ich als „in tiefster Liebe ruhend" beschreiben. Ich habe mich so wohl gefühlt in mir – ein wohliges, warmes, angenehmes Gefühl und ich fühle die Schwere der Trauer nicht mehr. Viel mehr Dankbarkeit über die gemeinsam verbrachten Stunden mit demjenigen. Ein liebevolles Denken. Aus tiefstem Herzen danke ich dir, dass du dein Wissen und deine Erfahrungen – mir – und anderen zu

Verfügung stellst und somit Weiterentwicklung ermöglichst. Es ist ein sehr wertvolles Geschenk, das du der Menschheit machst – D A N K E. Für mich ist das Atmen genau das was ich gebraucht habe, um zu MIR zu finden!! Es tut mir sooo gut!!

Ich freue mich auf weitere Entwicklungsschritte mit dir und verneige mich zutiefst dankbar.

In Liebe Gabriele

Frau L. H. aus Klagenfurt

Liebe Margarethe,
vielen Dank für das tolle Seminar vom 22.08.2017.
Für mich war es eine sehr wichtige Erfahrung zu lernen, wie man sich abgrenzt, ohne verletzend zu sein. Schön ist dabei die Erfahrung zu machen, wie einfach es ist und vor allem wie gut es einem selber tut. Du hast uns an diesem Tag durch die vielen Vorher-Nachher-Szenen sehr anschaulich dieses Prinzip erklärt und somit auch gleich gezeigt, wie leicht es anzuwenden ist. Jeder Teilnehmer hat sofort am eigenen Körper gefühlt, was gut tut und was nicht. Durch die bei dir erlernte Technik geht es mir nun körperlich sehr viel besser, aber ich bin dadurch auch noch selbstbewusster geworden und gewachsen.

z.B.: Früher habe ich in der Familie/Beruf was gesagt, es wurde zur Kenntnis genommen – huck sie hat gesprochen. Nach dem Seminar werden die angesprochenen Dinge so erledigt, dass diese auch wirklich erledigt sind. Und das Schöne daran ist – ich spreche die Sachen an, ohne ein schlechtes Gefühl im Solarplexus zu haben. Das ständige Gefühl, es allen recht zu machen ist nun über Nacht verschwunden – Ich bin FREI.

Die Kaffeehausszene ist nur ein wunderbares Beispiel, wie leicht man sich schützen kann, vorausgesetzt man weiß wie. Durch die Atemtechnik, die wir bei dir gelernt haben, kann sich jeder selber von so vielen Dingen befreien, um einfach freier leben zu können. Die Möglichkeit dadurch alten Ballast abzuschütteln ist einfach wunderbar – es fühlt sich an als hätte man einige Kilo an Gewicht verloren. Mit dieser Technik befreit man seine Gedanken und sein Herz und man kann voller Freude sein Leben genießen. Es ist ein wunderschönes Gefühl, täglich aufzuwachen mit der Gewissheit, einfach nur „JA!“ zum LEBEN zu sagen und sich FREI ZU ATMEN.

Ich danke Dir, dass Du Dein Wissen mit uns geteilt hast und ich wünsche Dir von Herzen weiterhin viele Seminarteilnehmer, die mit Freude diese Technik bei dir lernen und danach in Liebe diese Technik anwenden. Wünsche Dir noch einen schönen Tag und bis bald!